W0065433

Dr. Egbert Asshauer · Die Schmerzfibel

Dr. Egbert Asshauer

Die Schmerzfibel

Alles über chronische Schmerzen

Delphin Verlag

© Delphin Verlag GmbH,
München und Zürich
Alle Rechte vorbehalten
Illustrationen: Rainer Benz, Stuttgart
Umschlag: Peter Engel, München
Lektorat: Susanne Härtel
Satz: Hofmann-Druck, Augsburg
Druck und Bindung: Spiegel, Ulm
Printed in Germany · ISBN 3.7735.5203.3

Inhalt

Einleitung

Schmerz ist ein biologisches Signal, das die gestörte Funktion eines Organes oder eines Organsystems anzeigt und zu dessen Ruhigstellung führt: Wer Bauchschmerzen hat, hört auf zu essen, und wer sich den Knöchel verstaucht, humpelt, um den Fuß zu schonen. Helfen diese einfachen Maßnahmen nicht, geht er zum Arzt. In anderen Fällen kehren Schmerzen in größeren Abständen wieder, beispielsweise Kreuzschmerzen oder Kopfschmerzen. Solche Patienten helfen sich im allgemeinen mit schmerzstillenden Medikamenten und benötigen selten ärztliche Hilfe.

Zum Problem werden nur chronische Schmerzen, die über viele Jahre hinweg täglich oder wöchentlich wiederkehren und deren Ursache oft im Dunkel bleibt. Der Schmerz entwickelt sich zu einer eigenständigen Krankheit: der Schmerzkrankheit. Sie entsteht nur dort, wo das schmerzleitende System des Körpers durch körperliche und seelische Einflüsse nachhaltig gestört ist.

Die Betroffenen sind erfahrungsgemäß sehr schlecht über Ursachen und Behandlungsmöglichkeiten ihres Leidens orientiert, obwohl die Zahl der Schmerzkranken allein in der Bundesrepublik auf 3 Millionen geschätzt wird. Für sie ist diese Schmerzfibel bestimmt.

Der Schmerzkranke soll sich über die Entstehung des Schmerzes orientieren können und erfahren, welchen Anteil seine Psyche und sein soziales Umfeld an seiner Krankheit haben. Fallbeispiele aus der täglichen Praxis werden ihm das Verständnis erleichtern.

Schließlich soll der Kranke über die Behandlungsmöglichkeiten seines Schmerzes umfassend orientiert werden und lernen, daß es nicht nur eine oder zwei Methoden der Therapie – wie Tabletten oder eine Operation – gibt, sondern in fast allen Fällen zusätzlich andere Möglichkeiten. Er soll in die Lage versetzt werden, mit Hilfe seines Arztes einen Schmerzspezialisten zu finden. In der Regel handelt es sich dabei um Ärzte, die in einer Gruppe arbei-

ten. Der Austausch von Erfahrungen und das größere Therapie-
angebot ergeben eine größere Chance, den Schmerz einzukreisen,
als es für einen einzelnen Spezialisten einer Fachrichtung möglich
ist. Über solche Schmerzzentren kann sich jeder Patient mit Hilfe
von Adressenlisten, die sich im Anhang befinden, selbst orientieren.

Ein Schmerzpatient ist kein eingebildeter Kranker. Er soll seinem oft rat- und manchmal auch tatenlosen Arzt nicht als passiv
Duldender gegenübertreten, sondern als informierter Patient, jedoch nicht als Besserwisser. Denn wie bei allen chronischen
Krankheiten ist auch bei der Schmerzkrankheit Vertrauen zwischen Arzt und Patient die beste Basis für jede Behandlung.

Der Schmerz und sein Weg
zum Gehirn

I. Wie ist unser Nervensystem aufgebaut?

Obgleich Schmerzen eine alltägliche Erscheinung sind, wissen die Mediziner relativ wenig darüber, wie Schmerzen entstehen, wie sie weitergeleitet und wie sie bewußt wahrgenommen werden. Noch weniger wissen sie, warum Schmerzen in manchen Fällen über Jahre bestehen bleiben, obgleich eine Schmerzursache nicht erkennbar ist.

Jede Schmerzempfindung ist an das Bestehen eines Nervensystems gebunden. Pflanzen und niedere Lebewesen haben keine Schmerzwahrnehmung – obgleich diese Behauptung nicht unbestritten ist. Säugetiere kennen keinen chronischen Schmerz ohne erkennbare Ursache. Nur der Mensch erleidet Schmerzen, die sich verselbständigen und zur eigenständigen Krankheit werden können: Das Hintergründige in seiner Seele bemächtigt sich des Schmerzes und mißbraucht ihn, um sich selbst darzustellen.

Das menschliche Nervensystem wird in ein zentrales und in ein peripheres Nervensystem unterteilt. Das zentrale Nervensystem besteht aus dem Gehirn und dem Rückenmark, das vom ersten Hals- bis zum zweiten Lendenwirbel reicht und geschützt in einem Kanal innerhalb der Wirbelsäule liegt. Das Zentralnervensystem

- ordnet und verarbeitet alle Signale, die ihm durch die Sinnesorgane von außen vermittelt werden (sensibles Nervensystem),
- reagiert darauf mit Muskelbewegungen (motorisches Nervensystem) und
- regelt automatisch alle wichtigen Körperfunktionen (vegetatives Nervensystem) wie Atmung, Kreislauf oder Stoffwechsel.

Die Tätigkeit des sensiblen und des motorischen Systems kann bewußt wahrgenommen und durch den Willen beeinflußt werden: Der größte Teil aller Sinneswahrnehmungen und Muskelbewe-

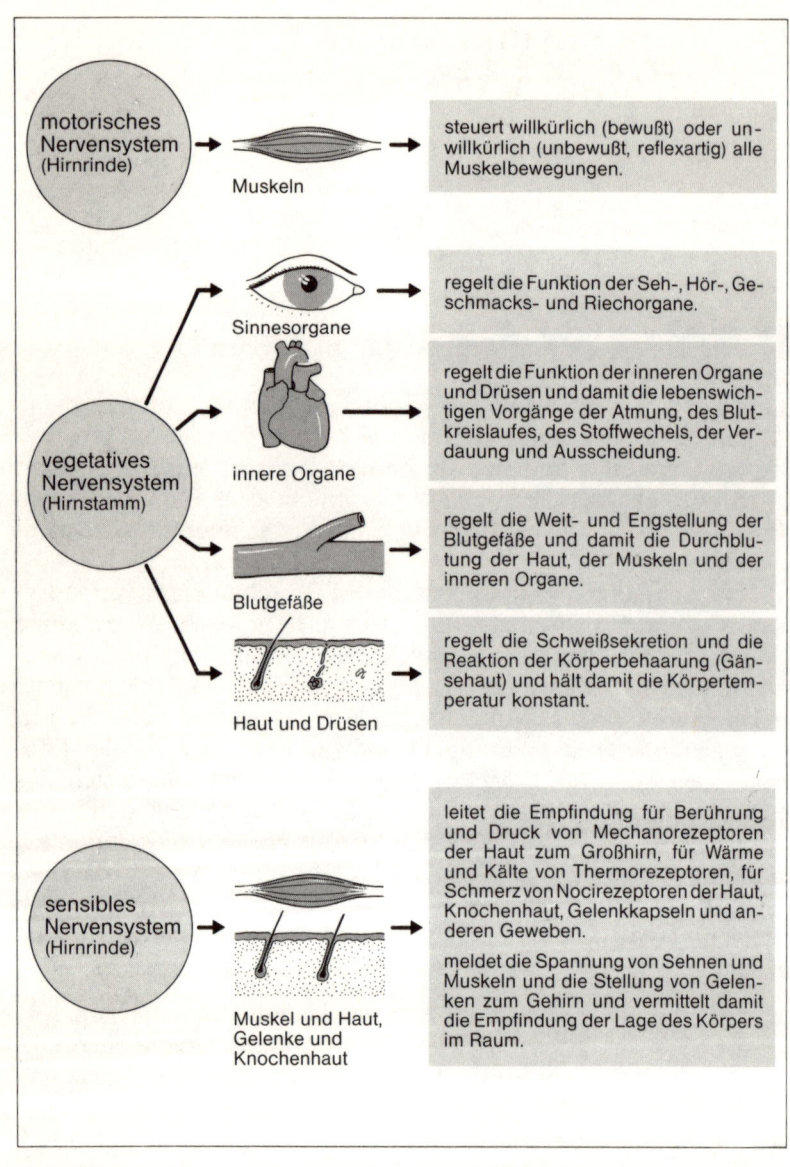

Abbildung 1: Motorisches, vegetatives und sensibles Nervensystem und ihre Funktionen.

gungen erfolgt aber unwillkürlich und bleibt unbewußt. Unbewußt läuft auch die Tätigkeit des vegetativen Nervensystems ab. Man kann aber mit Hilfe yogaähnlicher Techniken lernen, manche Funktionen des vegetativen Nervensystems wie Atmung und Kreislauf bis zu einem gewissen Grade zu beeinflussen.

Unter peripherem Nervensystem (s. Abb. 4) versteht man die Gesamtheit aller Nervenbahnen nach ihrem Austritt aus dem Rückenmark, von wo sie zum Rumpf und längs der Gliedmaßen zu den Muskeln und der Haut bzw. innerhalb der Körperhöhlen zu den inneren Organen ziehen. Die Hör-, Seh-, Geruchs- und Geschmacksorgane werden über komplizierter gebaute Hirnnerven gesteuert, die nicht mit dem Rückenmark in Verbindung stehen, sondern direkt über Öffnungen im Schädel zu den Sinnesorganen im Gesicht gelangen.

II. Die Schmerzleitung und Schmerzverarbeitung im Gehirn

Der für den Menschen wichtigste und in der Entwicklung der Säugetiere jüngste Teil des Gehirns besteht aus den beiden Großhirnhälften (Hemisphären) mit ihrer Rinde, die durch den sogenannten Balken miteinander verbunden sind. In der Hirnrinde liegen die Zentren für Sprechen, Hören, Sehen und das Körpergefühl sowie die motorischen Felder, die unsere Körperbewegungen steuern. Der Balken verknüpft beide Hemisphären miteinander. Er enthält etwa 200 Millionen Nervenfasern, deren Funktionsfähigkeit die Voraussetzung für unser Ich-Bewußtsein ist. Durchtrennt man den Balken, verliert der Mensch die bewußte Kontrolle über seine Bewegungen. Er wird zum Roboter, der nicht mehr weiß, was er tut.

Die Hirnrinde ist durch Millionen von Nervenfasern mit den darunter liegenden Hirnteilen verknüpft: Das Zwischenhirn mit seinen großen Nervenkomplexen (Thalamus, Hypothalamus u. a.) nimmt eine Mittlerstellung zwischen Großhirn und Hirnstamm ein. Es ist die zentrale Umschaltstelle aller vom Körper einlaufenden Nervenimpulse, bevor sie zum Großhirn weitergeleitet werden. Es ist damit das Tor zum Bewußtsein.

Zusammen mit den umgebenden Hirnwindungen, dem sogenannten Limbischen System, ist das Zwischenhirn besonders wichtig für die Schmerzempfindung, denn es gibt dem Schmerz die

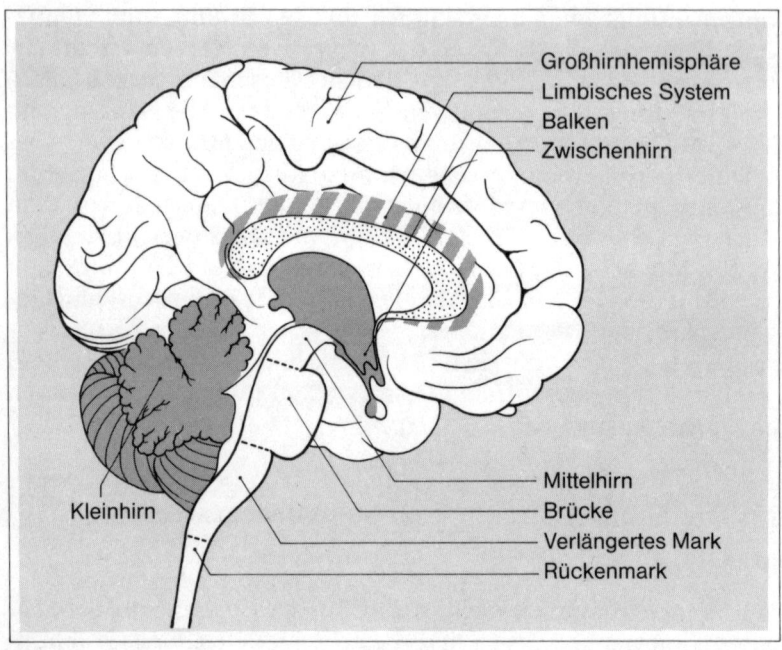

Großhirnhemisphäre
Limbisches System
Balken
Zwischenhirn

Mittelhirn
Brücke
Verlängertes Mark
Rückenmark

Kleinhirn

Abbildung 2: Schematischer Schnitt durch das menschliche Gehirn. Das zentrale Nervensystem.

jedem Individuum eigentümliche Tönung. Anders ausgedrückt: Es ist verantwortlich dafür, wie ein jeder seinen Schmerz empfindet, ob als bedrohlich, beängstigend, niederdrückend oder als eine weniger bedeutende Störung seines Befindens. Operative Eingriffe in diesem Gebiet (stereotaktische Operationen) verändern zwar u. U. das Schmerzerlebnis, beseitigen aber den Schmerz nicht. Ein lokalisierbares Schmerzzentrum, dessen Ausschaltung zum Verlust des Schmerzsinnes und damit zur Heilung chronischen Schmerzes führen könnte, ist nicht bekannt.

Der Hirnstamm setzt sich aus Mittelhirn, Brücke und verlängertem Mark zusammen und enthält die Ursprungszellen (Kerne) der vegetativen Nerven und der Hirnnerven. Die Kerne werden durch ein Netz von Nervenfasern miteinander verschaltet (Formatio reticularis). Vom Hirnstamm werden alle Körperfunktionen geregelt, welche ohne Beteiligung von Willen und Bewußtsein ablau-

16

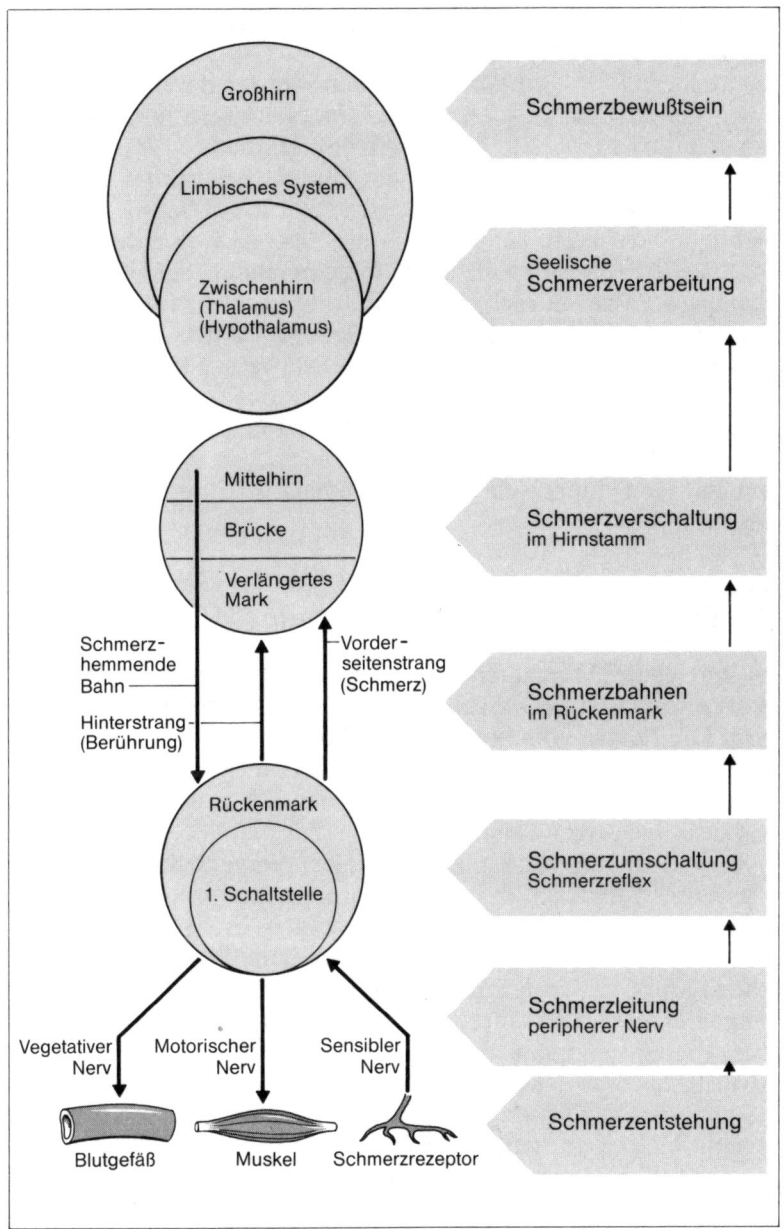

Großhirn

Limbisches System

Zwischenhirn
(Thalamus)
(Hypothalamus)

Schmerzbewußtsein

Seelische
Schmerzverarbeitung

Mittelhirn

Brücke

Verlängertes
Mark

Schmerz-
hemmende
Bahn

Hinterstrang
(Berührung)

Vorder-
seitenstrang
(Schmerz)

Schmerzverschaltung
im Hirnstamm

Schmerzbahnen
im Rückenmark

Rückenmark

1. Schaltstelle

Schmerzumschaltung
Schmerzreflex

Vegetativer
Nerv

Motorischer
Nerv

Sensibler
Nerv

Schmerzleitung
peripherer Nerv

Schmerzentstehung

Blutgefäß   Muskel   Schmerzrezeptor

Abbildung 3: Die Schmerzleitung und ihre Schaltstationen.

17

fen. Auch das Kleinhirn ist damit eng verbunden, es hat aber keine Funktion in der Schmerzleitung.

Alle Signale im Zentralnervensystem werden durch elektrische Wellen übertragen, die entlang der Nervenfasern laufen. Diese haben unterschiedliche Längen. An ihren Enden werden die elektrischen Impulse umgeschaltet und entweder gehemmt oder auf andere Fasern übertragen. Dies ist auch für die Schmerzleitung wichtig. Durchläuft ein Schmerzreiz beispielsweise durch eine Prellung beim Sport viele solcher hemmenden Schaltstationen (Synapsen), wird er nicht bis zum Großhirn gelangen. Die Prellung hinterläßt zwar einen blauen Fleck, wird aber nicht bewußt als Schmerz wahrgenommen. Umgekehrt, wenn alle Schaltstellen für den Schmerzreiz offen sind, wird das Bewußtsein vom Schmerz überflutet – jemand, der sich eben in den Finger geschnitten hat, fällt beim Anblick des Blutes in Ohnmacht. Seine seelische Reaktion auf den Schmerzreiz hat den Schmerz ins Unerträgliche verstärkt.

III. Das Rückenmark als Schaltstelle für Schmerzreize

Im Bereich des Hirnstammes und des Rückenmarks sammeln und überkreuzen sich die vom und zum Großhirn ziehenden Nervenfasern. Die Fasern vom linken Großhirn sind mit der rechten Körperhälfte und umgekehrt verbunden. Im Rückenmark verlaufen voneinander getrennt die Fasern des sensiblen, des motorischen und des vegetativen Systems:

Zum Hirn hin ziehen die sensiblen Nervenbahnen, welche Schmerz-, Temperatur- und Berührungsreize von der Körperoberfläche und vom Körperinneren melden. Etwa die Hälfte dieser Fasern ist schmerzleitend. Vom Hirn her kommen die motorischen Fasern, die zu den Muskeln ziehen und unsere Körperbewegungen steuern. Von ihren Ursprungszellen im Hirnstamm und Rückenmark kommen die vegetativen Fasern, die nach ihrem Austritt aus dem Rückenmark zu den Muskelzellen der Blutgefäße im ganzen Körper ziehen und deren Weit- oder Engstellung regeln. Außerdem werden alle inneren Organe und Drüsen, auch die Schweißdrüsen damit versorgt: Wenn man aufgeregt ist, bekommt man ein rotes Gesicht und schwitzt. Man unterscheidet zwei verschiedene vegetative Fasersysteme, die entweder eine alarmierende (sympathisches System) oder eine beruhigende Wirkung (parasympathisches System) haben. An ihren Enden scheiden die vegetativen Fasern chemische Substanzen aus – sogenannte Neurotransmitter –, durch die elektrische Impulse den Organzellen übermittelt werden.

Die wichtigste Funktion des Rückenmarkes ist die Verschaltung von Signalen ohne Beteiligung des Gehirns. Von außen kommende sensible Reize werden im Rückenmark auf motorische Fasern direkt umgeschaltet und führen zu einer reflexartigen unbewußten Reaktion: Kontakt der Finger mit einem brennenden Streichholz führt automatisch zum Wegziehen der Hand ohne Einschaltung des Bewußtseins und des Willens.

IV. Schmerzempfindung und Schmerzleitung im peripheren Nervensystem

Die vom Gehirn kommenden motorischen und die vegetativen Nervenfasern bilden bei ihrem Austritt aus dem Rückenmark einen gemeinsamen Strang, die sogenannte Vorderwurzel. Die Hinterwurzel enthält alle zum Gehirn ziehenden sensiblen Fasern vor ihrem Eintritt in das Rückenmark, darunter auch vegetative Fasern aus den inneren Organen. Beide Wurzeln treten durch die Zwischenwirbellöcher aus der Wirbelsäule aus (s. Abb. 23) und vereinigen sich kurz darauf zu einem gemeinsamen Nervenstrang (spinaler Nerv). Die spinalen Nerven verbinden sich im Bereich der Hals- und Lendenwirbelsäule zu Geflechten (*Plexus brachialis, Plexus lumbalis* und *Plexus sacralis*), aus denen dann die einzelnen peripheren Nerven hervorgehen. Diese ziehen entlang der Gliedmaßen zu den Muskeln und der Haut und zweigen sich erst kurz vor ihren jeweiligen Endorganen auf. Jeder periphere Nerv enthält meist Anteile mehrerer Nervenwurzeln, so daß die Schädigung nur einer motorischen Vorderwurzel nicht unbedingt zu einem merkbaren Verlust an Muskelkraft in dem zugehörigen Muskel führt.

Einen unterschiedlichen Weg nehmen die vegetativen Fasern. Diese zweigen sich von der vorderen Wurzel vor der Bildung des spinalen Nerven ab und bilden vor der Wirbelsäule und seitlich davon Nervenknoten und Geflechte, u. a. den sogenannten Grenzstrang. Von diesen ziehen sie dann teils direkt zu den inneren Organen, teils verlaufen sie entlang der Blutgefäße in alle Körperregionen oder verbinden sich mit den peripheren Nerven. Es ist um-

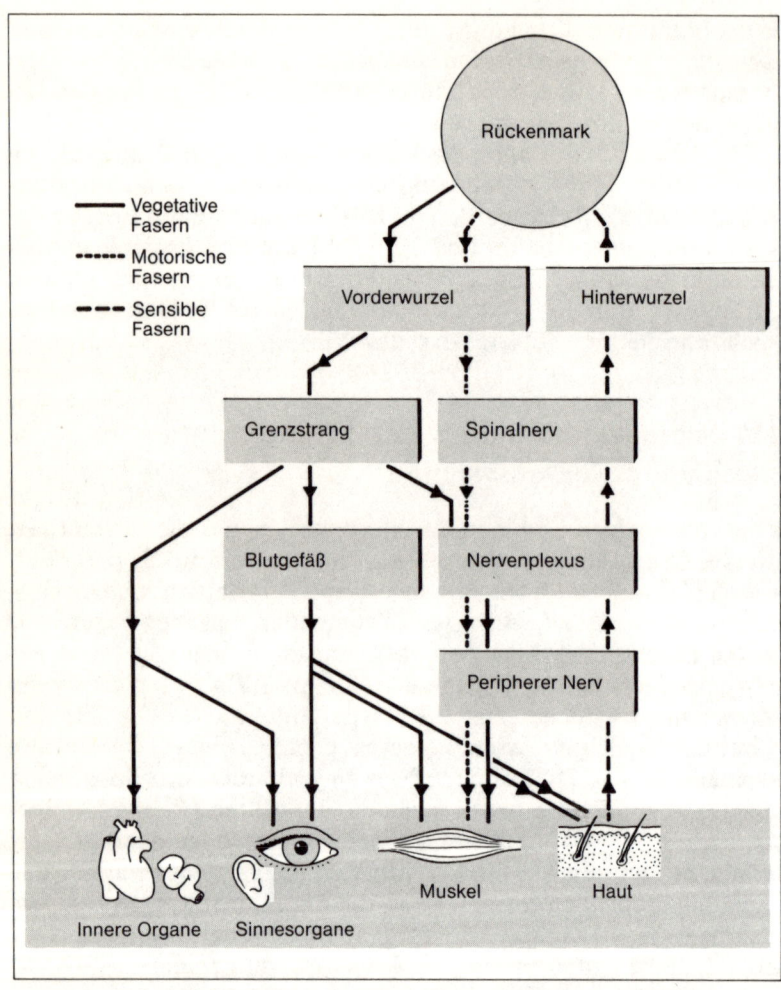

Abbildung 4: Schematische Darstellung des peripheren Nervensystems.
(Der rückläufige Verlauf der vegetativen Fasern von der Peripherie zum Rückenmark über Grenzstrang und Hinterwurzel ist nicht dargestellt.)

stritten, inwieweit die vegetativen Fasern Schmerzimpulse direkt leiten. Sie sondern aber schmerzverstärkende Substanzen aus.

In fast allen Geweben sind punktförmige, schmerzempfindliche Nervenenden (Schmerzrezeptoren oder Nocirezeptoren) verteilt: Eine Ausnahme machen die Gewebe von Hirn, Lungen, Leber, Milz, Nieren und Knochen, die jedoch schmerzempfindliche Kapseln, Häute oder Hüllen haben. Manche Rezeptoren werden nur durch Schmerzreize erregt, andere auch durch Temperatur-, Druck- und Berührungsreize (multimodale Rezeptoren). Feste Berührung wird als Druck und starker Druck wird als Schmerz empfunden, ebenso sehr kalte oder sehr warme (über 45 Grad) Temperaturen. Die Rezeptoren sind mit dem peripheren Nerven durch sensible Fasern verbunden, welche Schmerzreize mit unterschiedlicher Geschwindigkeit zum Rückenmark weiterleiten: Schmerzen durch schnelleitende Fasern werden als schneidend empfunden; sie sind »hell« und gut lokalisierbar. Langsamleitende Fasern lösen dagegen den Tiefenschmerz aus; er ist dumpf, quälend und schwer lokalisierbar. Beide Schmerztypen können zeitlich aufeinander folgen, besonders deutlich ist dies beim Wundschmerz. Auch gibt es einen heftig brennenden Schmerz, der keine erkennbare Ursache hat und im Zwischenhirn entsteht.

Die Schmerzfasern vermischen sich ununterscheidbar mit den übrigen Nervenfasern im peripheren Nerv, so daß bei schmerzhemmenden Eingriffen am Nerven z. B. mit lokalbetäubenden Mitteln immer auch die übrigen Fasern mitbetroffen werden. Nach Eintritt in das Rückenmark durch die hintere Wurzel verlaufen die Schmerzbahnen im sogenannten Vorderseitenstrang hirnwärts und können dort gezielt gereizt, betäubt oder auch durchtrennt werden. Allerdings werden von einem kleinen Teil der Schmerzfasern auch andere, bisher nicht sehr genau bekannte Bahnen benutzt, so daß der schmerzstillende Effekt solcher Operationen oft nur einige Monate anhält.

Die Schmerzfasern kreuzen teilweise im Rückenmark und ziehen zum Hirnstamm. Von da an sind sie experimentell nicht mehr als Schmerzfasern zu identifizieren, also auch gezielten Eingriffen von außen nicht mehr zugänglich. Sie verlaufen weiter in die verschiedensten Gebiete des Gehirns, insbesondere zum Zwischenhirn und schließlich zur Hirnrinde. Erst die wechselseitige Erregung der verschiedensten Hirnareale führt zur höchst komplexen Empfindung Schmerz und zu ihren vielfältigen körperlichen und seelischen Reaktionen.

V. Die Empfindlichkeitssteuerung im schmerz-leitenden System

Die erste Schaltstelle der Schmerzleitung findet sich gleich nach Eintritt der hinteren Wurzel in das Rückenmark. Hier wird grundsätzlich *jeder* Schmerzreiz sofort auf motorische und vegetative Fasern umgeschaltet, die vom Hirn her zu den Muskeln und den Blutgefäßen im Schmerzgebiet ziehen. Dadurch werden

- eine Verkrampfung der Muskeln und
- eine Verengung der Blutgefäße ausgelöst.

Diese reflexartige Reaktion trägt z. B. bei einer Verletzung zur Blutstillung bei. Sie ist die erste und immer gleichbleibende Antwort des Körpers auf jeden Schmerzreiz. Ihr wird der Leser bei der späteren Besprechung der verschiedenen Schmerzursachen immer wieder begegnen.

An der Übertragung von Schmerzreizen sind immer auch Neurotransmitter beteiligt: Das sind chemische Substanzen, die an den Enden von Nervenfasern oder im Gewebe gebildet werden und die elektrische Erregung von Nervenfasern auf andere Nervenfasern oder von der Nervenfaser auf Zellen biochemisch übermitteln. Meist handelt es sich um Eiweißverbindungen, die in Bruchteilen von Sekunden entstehen und wieder vergehen und wie der Schlüssel zum Schloß zu entsprechenden chemischen Stoffen in der Zellwand passen, mit denen sie reagieren.

Die vegetativen Nervenfasern, die die Blutgefäße begleiten, scheiden an ihren Enden Noradrenalin ab. Dieses führt zu einer Verengung der Endaufzweigungen der Blutgefäße und damit zu einem Sauerstoffmangel des Gewebes. Daraus entsteht bei längerer Dauer eine lokale Entzündung, die wiederum die Entstehung von anderen chemischen Substanzen im Gewebe begünstigt: den Prostaglandinen. Diese senken die Schmerzschwelle am Schmerzrezeptor; er wird dadurch empfindlicher. Dieselbe Wirkung hat wahrscheinlich auch Noradrenalin. Direkt oder indirekt bewirkt damit jeder Schmerzreiz, der im Rückenmark auf vegetative Fasern übertragen und in das Schmerzgebiet zurückgeleitet wird, eine Verstärkung des Schmerzes.

Auch der Muskelkrampf als Folge der Übertragung eines Schmerzreizes auf motorische Nervenfasern kann eine schmerzverstärkende Wirkung haben, dann nämlich, wenn er lange genug anhält, so daß zusätzliche Schmerzrezeptoren erregt werden. Die

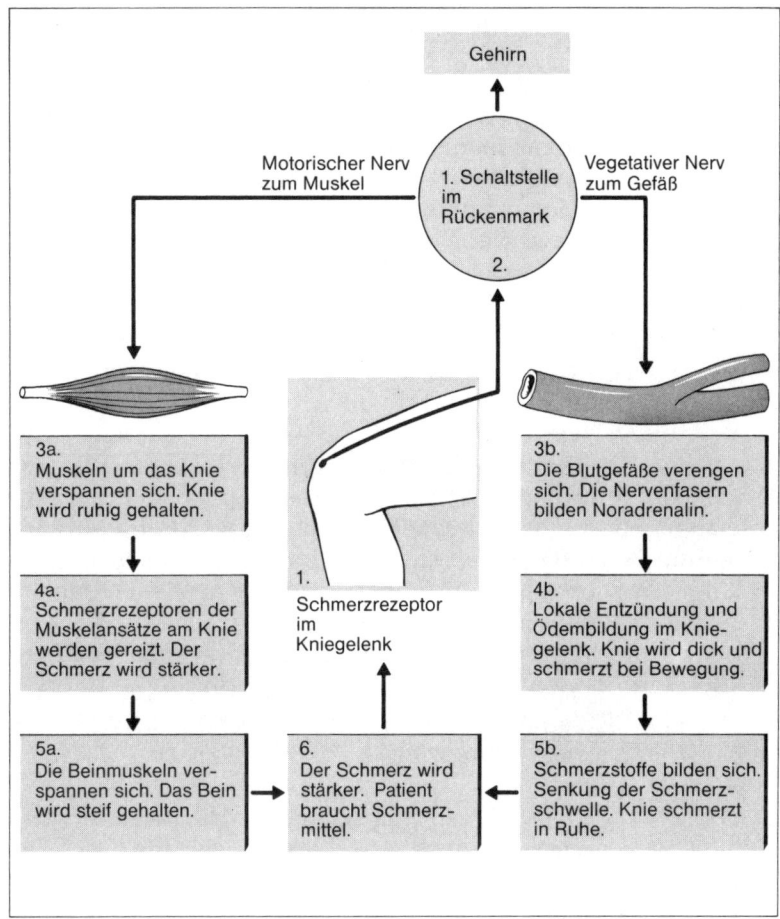

Abbildung 5: Reflexartige Schmerzbeantwortung am Beispiel des Knieschmerzes z. B. nach einer Prellung.

Vorgänge der Gefäßverengung und der Muskelverkrampfung lassen sich in Wirklichkeit nicht so schematisch auseinanderhalten, sondern gehen immer Hand in Hand.

Ein gesunder Organismus wird immer versuchen, die geschilderte Schmerzverstärkung und Schmerzausbreitung zu verhindern. Auch die im folgenden beschriebene Schmerzhemmung erfolgt bereits im Rückenmark:

- Eine schmerzhemmende Nervenbahn steigt vom Mittelhirn ab. Die hemmenden Impulse auf die erste Schaltstelle im Rückenmark werden ebenfalls durch einen Neurotransmitter (Serotonin) übertragen: Der Schlüssel »Serotonin« blockiert das Schloß für den ankommenden Schmerzreiz. Damit wird normalerweise dessen Übertragung von der Körperoberfläche und vom Körperinneren her ständig vom Gehirn kontrolliert und beeinflußt. Bereits hier kann sich entscheiden, ob ein Schmerz bewußt empfunden oder lediglich unwillkürlich mit einer Muskelanspannung und einer Durchblutungsänderung im Schmerzgebiet beantwortet wird.

- Die Nervenfaser, die den Schmerzreiz vom Rezeptor zum Rückenmark leitet, bildet bereits vor Erreichen der ersten Schaltstelle einen Neurotransmitter (Substanz P), der wahrscheinlich bei der Umschaltung des Reizes vermittelt. Seine Wirkung kann durch körpereigene Substanzen von opiumähnlicher Wirkung (Endorphine) gehemmt werden. Man kann Endorphine besonders häufig im Zwischenhirn, im Mittelhirn und im Rückenmark nachweisen, also überall dort, wo Schmerzimpulse verschaltet und verarbeitet werden. Am Schloß »Rückenmark« blockiert der Schlüssel »Endorphin« den Schlüssel »Substanz P«, weil er bereits im Schloß steckt.

- Das übermäßige Anschwellen eines Schmerzreizes wird in einem ungestörten schmerzleitenden System noch auf andere Weise gehemmt:
  Die erste Schaltstelle im Rückenmark wird normalerweise nicht nur durch Schmerzreize, sondern gleichzeitig durch Berührungsreize erregt. Diese werden durch entsprechende Rezeptoren in der Haut aufgenommen und durch schnelleitende Nervenfasern dem Rückenmark übermittelt und im sogenannten Hinterstrang des Rückenmarkes zum Gehirn weitergeführt. Der schnelle Einstrom der Berührungsimpulse hat sozusagen immer Vorfahrt und hemmt im Rückenmark den Einstrom langsam geleiteter Schmerzimpulse. Schnelleitende und langsamleitende Schmerzfasern (s. S. 21) stehen zueinander im Verhältnis von etwa 1 : 8.

Wohl jeder hat schon einmal diese Art der Schmerzhemmung bei sich selber erfahren: Wenn man sich an einer Kante stößt, reibt man unwillkürlich die Umgebung der schmerzenden Stelle mit der Hand. Der Schmerz läßt dann nach. Fällt diese natürliche Art der

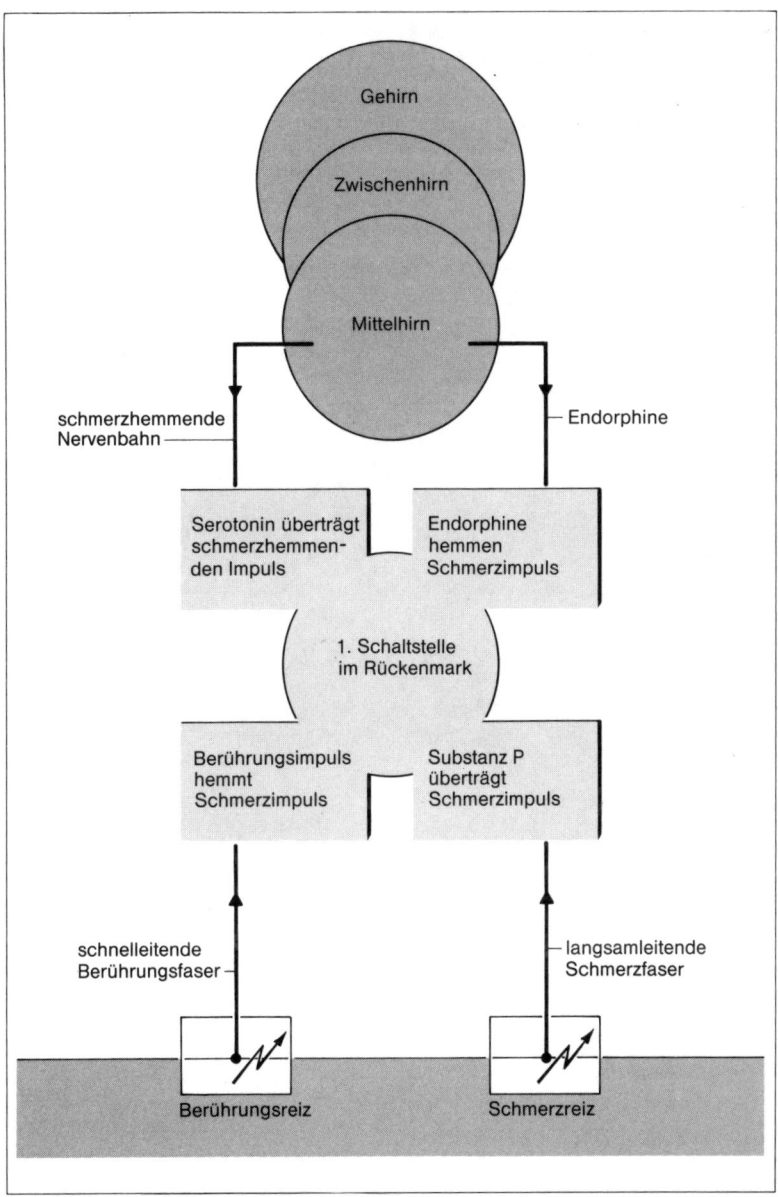

Abbildung 6: Die körpereigenen Mechanismen der Schmerzhemmung.

Schmerzhemmung z. B. nach einer Beinamputation oder nach Zerstörung von Nervengewebe durch Bestrahlung bei einer Krebserkrankung weg, dann überwiegt der quälende, langsam geleitete Tiefenschmerz. Diese relativ neue Erkenntnis der Schmerzforschung hat zur Entwicklung eines neuen Behandlungskonzeptes dieser Art von Schmerzen durch elektrische Reizung des Hinterstranges direkt im Rückenmark geführt.

Der Schmerz und seine Umwege

I. Chronische Schmerzen durch andauernden Schmerzreiz

Die vorstehenden Ausführungen haben vielleicht deutlich gemacht, daß jede bleibende und nicht behebbare Reizung von Schmerzrezeptoren zu chronischen Schmerzen führen muß. Sie begleiten demnach Krankheiten, bei denen die Schmerzursache nicht beseitigt werden kann. Typische Beispiele dafür sind unheilbarer Krebs oder nicht operable Organentzündungen, wie eine chronische Bauchspeicheldrüsenerkrankung.

II. Chronische Schmerzen durch Wegfall der natürlichen Schmerzhemmung

Dabei handelt es sich um die schon erwähnten Erkrankungen, bei denen es durch Zerstörung von Nervengewebe zu einem ungehemmten Einstrom von Schmerzimpulsen über langsamleitende Schmerzfasern kommt. Die Schädigung liegt also im schmerzleitenden System selber. Typische Beispiele dafür sind

- der Phantomschmerz nach Amputation von Gliedmaßen
- der Plexusschmerz nach Abriß von Nervenwurzeln durch Unfall
- die Zoster-Neuralgie nach einer Gürtelrose
- chronische Schmerzen nach einer Krebsoperation mit Nachbestrahlung
- die sogenannte *Anaesthesia dolorosa* nach Operationen am sensiblen Gesichtsnerven und nach neurochirurgischen Operationen am Rückenmark.

27

III. Chronische Schmerzen durch eine Fehlsteuerung des schmerzleitenden Systems

In diese Gruppe gehören schmerzauslösende Krankheiten, die typischerweise chronisch verlaufen und deren Ursache unbekannt ist, wie z. B. die Neuralgie des sensiblen Gesichtsnerven (Trigeminus-Neuralgie). Es bleibt dabei offen, ob die massive Fehlsteuerung des schmerzleitenden Systems durch bisher unbekannte Störungen des Nervengewebes selbst verursacht wird oder ob dabei eine Fehlsteuerung der Neurotransmitter die wesentliche Rolle spielt. Neurotransmitter wirken sowohl schmerzhemmend wie schmerzverstärkend: Ihre Wirkungsweise bei der Entstehung chronischer Schmerzen und der Schmerzkrankheit ist aber noch völlig im dunkeln.

IV. Chronische Schmerzen durch eine Fehlsteuerung des vegetativen Nervensystems

Die vegetativen Nervenfasern enden in mikroskopisch kleinen, flüssigkeitsgefüllten Spalten des Bindegewebes. Bindegewebsfasern umschließen und verknüpfen wie Fäden eines sehr feinen Netzes die Organzellen mit den sie ernährenden Blutgefäßen.

Die Nervenenden scheiden chemische Substanzen (Neurotransmitter) in die Gewebsflüssigkeit aus, die alle Zellen im Körper umspült. Diese Substanzen reagieren chemisch mit den Zellen und regulieren deren Stoffwechsel.

Den Verbund aus Blutgefäßen, Bindegewebe, Organzellen und vegetativen Nervenfasern nennt man das vegetative Grundsystem. Es ist ein äußerst sensibles Steuerungssystem für alle Zellfunktionen und hält diese in einem Gleichgewicht. Wenn es nachhaltig gestört wird, erkrankt der Mensch.

Auf jede Störung reagiert das vegetative Grundsystem zunächst mit einer lokalen Durchblutungsstörung, die zum Austritt von Wasser aus den Blutgefäßen und damit zur lokalen Schwellung (Ödem) führt. Bleibt die Störung bestehen, kommt es zur Entzündung. Im entzündeten Gewebe bilden sich Schmerzsubstanzen (Prostaglandine). Die Störung wird schmerzhaft (s. auch Abb. 6).

Sie breitet sich zunächst und manchmal ausschließlich entlang der Blutgefäße aus. Erreicht der gestörte Bezirk eine bestimmte Größe, werden zusätzlich Schmerzrezeptoren erregt, und

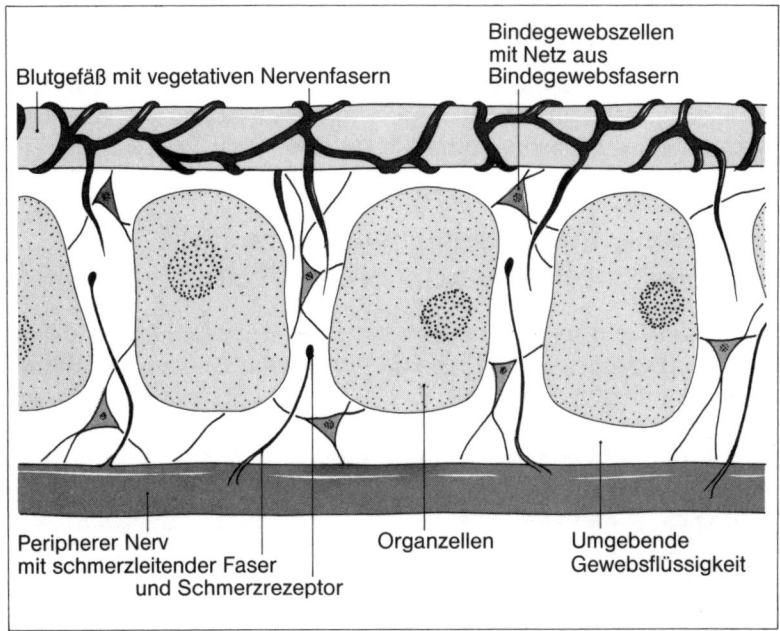

Blutgefäß mit vegetativen Nervenfasern

Bindegewebszellen
mit Netz aus
Bindegewebsfasern

Peripherer Nerv
mit schmerzleitender Faser
und Schmerzrezeptor

Organzellen

Umgebende
Gewebsflüssigkeit

Abbildung 7: Schematische Darstellung des vegetativen Grundsystems.

Schmerzen breiten sich auch entlang der peripheren Nerven aus. Schließlich gehen durch die Entzündung auch Zellen zugrunde. Damit wird die anfängliche Funktionsstörung zur Krankheit.

So kann aus einem harmlosen Anlaß wie einer äußerlich unauffälligen Operationsnarbe, in der jedoch mikroskopisch kleine Partikel von Haaren oder Puder eingeschlossen sind, und die als chronischer Reiz auf das vegetative Grundsystem wirkt, eine zunehmende Störung entstehen. Deshalb sollte man bei Schmerzpatienten immer auch nach Narben und nach Entzündungen suchen, vor allem nach chronisch entzündeten, aber meist schmerzlosen Mandeln, Kieferhöhlen und Zähnen.

Ausgeprägte Fehlsteuerungen des vegetativen Nervensystems sieht man häufig bei Menschen, die aufgrund einer Erbanlage und einer bestimmten Persönlichkeitsentwicklung sehr sensibel auf äußere Einwirkungen und seelische Erschütterungen reagieren und bei denen das vegetative Steuerungssystem leichter aus seinem

Gleichgewicht zu bringen ist: Sie sind vegetativ labil. Sie erkranken leicht an Schmerzen, bei denen eine organische Ursache nicht auffindbar ist und die atypisch, d. h. von Individuum zu Individuum mit völlig verschiedenen Symptomen verlaufen. Die meisten Kopf- und Rückenschmerzen gehören in diese Kategorie.

V. Chronische Schmerzen durch eine seelisch bedingte Störung der Schmerzverarbeitung

Psychische und soziale Faktoren, also Seelenleben und Umwelt, haben einen entscheidenden Einfluß auf die Entstehung chronischer Schmerzen. Hier sind es wieder die vegetativ Labilen, die besonders betroffen sind. Doch auch bei organischen Ursachen, wie Stumpfschmerzen nach einer Beinamputation oder wiederkehrenden Schmerzen nach einer Bandscheibenoperation, ist der psychische Anteil des Schmerzleidens schwer einzugrenzen.

Oft kommen auch der Psychiater oder der Psychotherapeut nicht hinter die seelischen Ursachen. Der Arzt ist somit darauf angewiesen, intuitiv nach seiner Erfahrung zu handeln.

Der eine wird dabei mehr die organische, der andere mehr die psychische Komponente in den Vordergrund stellen. Hier ist die Gefahr einer Fehlbeurteilung, die dem Patienten den Stempel des »eingebildeten Kranken« aufdrückt, manchmal groß.

Aber der Patient möchte Hilfe und keine Erklärung. Daß seine Schmerzen psychisch bedingt sein sollen, sieht er in der Regel nicht ein und wandert von Arzt zu Arzt und schließlich zum Heilpraktiker. Viele gängige Methoden werden durchprobiert. Es endet oft damit, daß der Kranke hört: »Mit Ihren Schmerzen müssen Sie leben.« Manchmal ist dies in der Tat der Weisheit letzter Schluß.

Wahrscheinlich bedarf es einer gewissen psychischen Konstitution in Verbindung mit einer individuellen Fehlverarbeitung seelischer Konflikte, um aus einem chronischen Schmerz eine Schmerzkrankheit entstehen zu lassen. Dazu gehören Kindheitskonflikte ebenso wie die jeweilige familiäre und berufliche Situation. Der Arzt wird belastende Einflüsse wie beruflichen Streß, Unzufriedenheit am Arbeitsplatz, Versagen in den beruflichen Leistungen, fehlende Anerkennung, Übergehen bei der Beförderung und dergleichen mehr aus einem Patienten herausfragen müssen. Auch schlechte Partnerbeziehungen, unzureichende

30

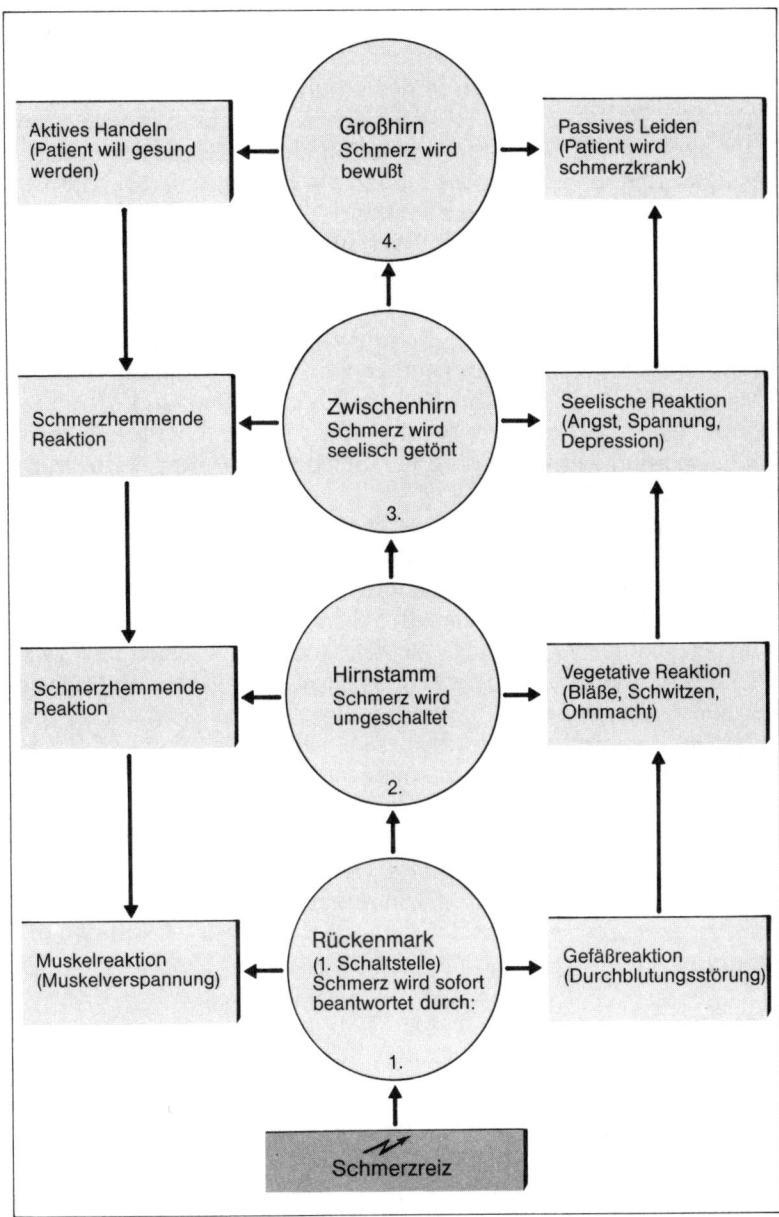

Abbildung 8: Die Schmerzbeantwortung in Rückenmark und Gehirn – der Weg zur Schmerzkrankheit.

31

Kommunikation mit den Menschen der engeren Umgebung, die Unmöglichkeit, sich auszusprechen und Aggressionen abzubauen, Konfliktsituationen in der Familie und übermäßiges Leistungsstreben gehören zu den Problemen, über die sich der Patient klar werden muß. Der Arzt wird nur mit der Hilfe und der Einsicht des Patienten erfolgreich helfen und die Einstellung des Kranken zu seiner Umwelt verbessern können.

Hier ist der Versuch einer Psychotherapie oft angebracht. Die seelische Spannung kann durch Entspannungstechniken wie autogenes Training, Yoga oder Meditation abgebaut werden. Man sollte psychotherapeutische Techniken, die eher am Körper, als am Gespräch ansetzen, bevorzugen wie z. B. Bioenergetik und Therapien, die mit rhythmischer Bewegung, Tanz und Musik arbeiten. Die üblichen Gruppentherapien bricht der Patient meist leider ab unter Hinweis auf seinen Schmerz, der doch keine seelische Ursache haben könne.

Es soll hier nicht verschwiegen werden, daß auch Rentenbegehren Ursache chronischer Schmerzen werden kann, insbesondere nach unverschuldeten Unfällen und nach Operationen. Ist die begehrte Rente, sei es als finanzielle Abfindung oder in Form vorzeitiger Pensionierung erreicht, verschwinden die Schmerzen zwar nicht völlig, aber der Patient arrangiert sich mit ihnen, und sie verlieren ihren quälenden Charakter.

Wenn chronische Schmerzen sich verselbständigen, dann ist nicht irgendein Organ krank, sondern der ganze Mensch. Dies ist dann keine Einbildung, sondern für das leidende Subjekt sehr real. Aber dieses Subjekt wird oft von seiner Umgebung nicht oder nicht mehr ernst genommen. Unverstanden beginnt der Leidende die Umwelt mit seinen Schmerzen zu erpressen, um Beachtung zu erlangen: Hier tritt die Krankheit in ein oft unheilbares Stadium.

Wie erkennt der Arzt die Ursache von Schmerzen?

Erster Schritt: Befragung

Die einfachste Methode, die gerade bei Schmerzpatienten oft schon zur Diagnose führt, ist die Befragung des Kranken (Anamnese-Erhebung). Sie erfolgt immer mündlich durch den untersuchenden Arzt, kann aber durch das Ausfüllen eines Schmerz-Fragebogens vorbereitet werden.

In zahlreichen Fällen gibt die Befragung bereits die entscheidenden Hinweise zur endgültigen Diagnose und damit zur Einleitung der Behandlung. Die weiteren Schritte dienen dann lediglich der Bestätigung durch Ausschluß anderer Erkrankungen.

Fallbericht:
Frau S. ist 35 Jahre alt und berichtet, daß sie seit ihrer Jugend an Kopfschmerzen gelitten hat, meist zur Zeit der Periodenblutung. In den letzten Jahren haben die Schmerzen zugenommen und treten nun wöchentlich auf. Sie fürchtet, vielleicht einen Tumor im Kopf zu haben.
Die gezielte Befragung durch den Arzt ergibt eine genauere Vorgeschichte:
Mutter und Schwester der Frau S. leiden ebenfalls an Kopfschmerzen. Die Kopfschmerzanfälle von Frau S. begannen in der Pubertät. Sie waren leicht mit *Schmerzzäpfchen* zu unterdrücken. Während zweier Schwangerschaften hatte sie keine Kopfschmerzen. Seit 2 Jahren arbeitet sie in einem Großraumbüro, fühlt sich dort ständig beobachtet und hat auch Probleme mit dem Abteilungsleiter. Sie ist immer müde und fühlt sich der Doppelbelastung in Büro und Haushalt nicht mehr gewachsen. Seit Beginn ihrer Bürotätigkeit treten die Kopfschmerzen ein- bis zweimal wöchentlich auf. Sie sind fast immer halbseitig und strahlen vom Auge über die Schläfe zum

Nacken aus. Sie klagt dabei über Lichtempfindlichkeit. Zäpfchen helfen nicht mehr. Sie wacht mit den Schmerzen auf und muß den ganzen Tag im Bett bleiben. Im Urlaub hat sie keine Schmerzen, ist jedoch sehr wetterfühlig.

Familienvorgeschichte

allgemein	Erbkrankheiten (z. B. Zuckerkrankheit)
gezielt	Z. B. Kopfschmerzen in der Familie

Eigene Vorgeschichte

allgemein — Ernste Vorerkrankungen (Unfälle, Operationen, Infektionskrankheiten), Schwangerschaften, Alkohol- und Zigarettenkonsum, berufliche und private Belastungen

gezielt — Wann haben die Schmerzen begonnen?
(z. B. in der Pubertät, nach Unfall, nach einer Operation, allmählich, plötzlich)

Wie häufig treten sie auf? (täglich, wöchentlich, einmal monatlich)

Wie lange halten sie an? (Stunden, Tage, Dauerschmerz)

Wie kann man sie beschreiben? (z. B. brennend, stechend, blitzartig, dumpf)

Wohin strahlen sie aus? (z. B. von der Schläfe zum Nacken hin)

Wodurch werden sie ausgelöst oder verschlimmert?
(z. B. durch Wetterumsturz, körperliche Belastung, Stress, die Periode)

Waren sie auch in der Schwangerschaft vorhanden?

Verschwinden sie im Urlaub?

Welche und wie viele Schmerzmittel werden genommen?

Welche Fachärzte sind bisher konsultiert worden?

Welche Spezialuntersuchungen sind vorgenommen worden?

Welche Behandlungsmethoden sind angewendet worden?
(z. B. Massagen, Akupunktur, nur Tabletten)

Läuft ein Entschädigungs- oder Rentenverfahren in Zusammenhang mit den Schmerzen?

Tabelle 1: Die Befragung eines Schmerzpatienten.

Die Verdachtsdiagnose lautet: Migräneartiger Kopfschmerz bei erblicher Belastung, verschlimmert durch körperliche und seelische Überlastung. Die Diagnose wird bei Frau S. durch völlig normale körperliche und technische Untersuchungsbefunde in den folgenden Diagnoseschritten bestätigt. Diese Untersuchungen müssen aber in jedem Fall zum Ausschluß anderer möglicher Kopfschmerzursachen durchgeführt werden.

Merke: Die genaue Befragung ist der wichtigste Schritt zur Diagnose.

Aufgabe: Versuchen Sie, anhand der Tabelle 1 Ihren eigenen Krankheitsverlauf genau zu schildern.

Zweiter Schritt: Körperliche Untersuchung

Diese muß immer von Kopf bis Fuß vorgenommen werden. Chronische Nackenschmerzen können durchaus ihre Ursache in einer Fehlbelastung der Wirbelsäule haben, die ihrerseits auf Senkfüßen beruhen kann.

Fallbericht:
Herr M. ist 42 Jahre alt. Er leidet seit einem Jahr an Nackenschmerzen, die auf beiden Seiten bis in die Stirn ausstrahlen. Nackenmassagen, Strecken der Wirbelsäule und die Behandlung durch einen Heilpraktiker mit Akupunktur blieben ohne Erfolg.
Die körperliche Untersuchung ergibt druckempfindliche Punkte am Hinterkopf und längs der Halswirbelsäule. Die Drehung des Kopfes ist gehemmt. Die Muskulatur der Schulter ist hart und verspannt. Die Brustwirbelsäule hat eine S-förmige Verkrümmung. Herr M. hat ein ausgeprägtes Hohlkreuz, das Becken steht schief. Die Muskulatur in der Nierengegend ist verspannt. Es bestehen ausgeprägte Senk- und Plattfüße, der rechte Fuß ist durchgetreten, das rechte Bein ist 1,5 cm kürzer als das linke.
Es wurden *Einlagen* verordnet, der rechte *Schuhabsatz erhöht,* die Halswirbelsäule *chiropraktisch behandelt.* Herr M.

Untersuchter Körperteil	Fragestellung (Beispiele)
Gesichtsausdruck, Haltung, Gang	Sieht der Kranke leidend und müde aus?
	Geht er gebückt, hinkt er?
Haut	Sind Narben vorhanden?
Innere Organe	Sind Herz, Lungen und die Bauchorgane gesund?
	Sind Drüsenschwellungen vorhanden?
Kopf und Nacken	Sind Hören und Sehen ungestört?
	Gibt es druckschmerzhafte Stellen im Nacken oder am Hinterkopf?
	Sind die Muskeln verspannt?
	Kann der Kopf nach allen Seiten ohne Schmerz gedreht werden?
Rücken	Ist die Wirbelsäule verbogen?
	Steht das Becken schief?
	Sind die Muskeln der Schulter oder längs der Wirbelsäule verspannt und schmerzen?
	Finden sich schmerzhafte Stellen im Kreuz?
	Tut das Bücken oder Seitwärtsdrehen weh?
Gelenke	Finden sich schmerzhafte Stellen um die Gelenke?
	Sind die Gelenke geschwollen?
	Können die Gelenke nach allen Seiten ohne Schmerz bewegt werden?
Arme und Beine	Ist die Muskulatur schmerzhaft beim Betasten?
	Finden sich taube Stellen bei Berührung?
	Bestehen Senk- oder Plattfüße?
	Sind Krampfadern vorhanden?
	Sind die Pulse an den Füßen auf beiden Seiten gleichmäßig zu tasten?
	Sind die Reflexe normal?
	Ist die Kraft in beiden Händen gleich?

Tabelle 2: Die körperliche Untersuchung eines Schmerzpatienten.

36

hat keine Nackenschmerzen mehr. Ein einfacher, aber sehr häufiger Fall, in dem die Untersuchung von Kopf bis Fuß zur richtigen Diagnose und zur Einleitung einer gezielten Behandlung führt. Die körperliche Untersuchung kann aber bei chronischen Schmerzen sehr oft auch ohne krankhaften Befund sein. Dann sind die nächsten Schritte angezeigt.

Merke: Normale Befunde bei körperlichen Untersuchungen sind häufiger als krankhafte. Dies bedeutet jedoch nicht, daß Sie ein(e) eingebildete(r) Kranke(r) sind.

Dritter Schritt: Technische Untersuchungen

Diese sollten bei chronisch Schmerzkranken mindestens einmal im Krankheitsverlauf durchgeführt werden, jedoch sind Wiederholungen der Untersuchungen, z. B. wiederholtes Röntgen der Wirbelsäule, die den Patienten zwar beeindrucken und beruhigen, oft sinnlos. Welche Untersuchungen im Einzelfall notwendig sind, kann nur der Arzt entscheiden. Eine Wiederholung bereits durchgeführter Untersuchungen kann jedoch dann notwendig sein, wenn die vorgelegten Befunde älter als 1 – 2 Jahre oder von technisch schlechter Qualität sind.

Fallbericht:
Frau A. ist 43 Jahre alt und klagt seit einem halben Jahr über zunehmende Schmerzen in der linken Hand. Sie beschreibt sie als ein schmerzhaftes Kribbeln, das beim Arbeiten und vor allem nachts auftritt. Betroffen ist die Unterseite der Finger von Daumen bis Ringfinger. Die Patientin glaubt, Durchblutungsstörungen zu haben, entsprechende Medikamente haben jedoch nicht geholfen.
Die Befragung führt bereits zur Verdachtsdiagnose eines Karpaltunnelsyndroms: Dabei wird ein Nerv, der an der Unterseite des Handgelenkes zusammen mit Muskelsehnen in einer Scheide aus Bindegewebe verläuft, durch entzündliche Wucherungen eingeklemmt. Die körperliche Untersuchung zeigt, daß das Kribbeln durch eine starke Beugung der Hand nach oben ausgelöst werden kann.
Erst die technische Untersuchung bringt den Beweis: Es wird ein *Elektromyogramm* (EMG) – die Aufzeichnung elektri-

Art der Untersuchung	Zweck der Untersuchung
Laboruntersuchung	Erkennung von Entzündungen, Stoffwechselstörungen und Erkrankungen der inneren Organe
Röntgen- und radiologische Untersuchungen einschließlich Computertomogramm, Myelographie und Knochenszintigramm	Erkennung von Erkrankungen der Brust- und Bauchorgane Erkennung von Verschleißkrankheiten der Wirbelsäule und der Gelenke Erkennung von Tumoren
Elektroenzephalogramm (EEG)	Erkennung von Hirntumoren
Elektromyogramm (EMG)	Erkennung von Schädigungen der motorischen Nerven
Diagnostische Lokalanaesthesie einschließlich Nervenblockaden und Unterspritzung von Narben	Erkennung von Schädigungen der Nerven nach Unfall oder Operation Erkennung von Herden in Narben, Mandeln etc.
Spezielle augenärztliche, hals-nasen-ohrenärztliche, kieferchirurgische oder zahnärztliche Untersuchungen	Erkennung von Krankheitsursachen im Kopfbereich

Tabelle 3: Die technischen Untersuchungen bei Schmerzpatienten.

scher Ströme im Muskel, ähnlich einem EKG – veranlaßt, das die Einklemmung des Nerven bestätigt. Durch eine entsprechende *Operation* wird Frau A. schmerzfrei.

Bei der Mehrzahl der Schmerzkranken sind Schmerzen jedoch weder durch organische Krankheiten noch durch mechanische Behinderungen verursacht, sondern beruhen auf komplizierten Funktionsstörungen, wie dies in den vorhergehenden Kapiteln beschrieben wurde. Hier fallen die technischen Untersuchungen normal aus und dienen nur dem Ausschluß organischer Ursachen.

Merke: Normale Befunde sind auch bei technischen Untersuchungen häufig! Wiederholungen solcher Untersuchungen kann man oft vermeiden, wenn alle Befunde sorgfältig von Ihrem Hausarzt oder Ihnen selbst gesammelt werden.

Vierter Schritt:
Konsultation von Schmerzspezialisten

Bleibt die Ursache von Schmerzen weiterhin unklar und haben verschiedene Behandlungsversuche z. B. mit Tabletten oder fachärztliche Behandlung keinen Erfolg gebracht, so sollte der Patient in einem Schmerzzentrum vorgestellt werden – eine Adressenliste findet sich im Anhang. Hier sind erfahrene Fachärzte verschiedener Fachrichtungen tätig, die oft Rat wissen, denn viele Augen und Ohren sehen und hören mehr! Auch stehen dort Behandlungsmethoden zur Verfügung, die in nichtspezialisierten Krankenhausabteilungen und Praxen nur selten angewendet werden. Die Organisation eines Schmerzzentrums ist im Kapitel »Wer soll Schmerzen behandeln?« im einzelnen beschrieben.

Fallbericht:
Herr W. ist 51 Jahre alt. Seit einem Jahr besteht ein schmerzhafter Schiefhals. Der Kopf ist ständig krampfhaft zur Seite gedreht und kann nicht gerade gehalten werden. Die *neurologische Untersuchung* einschließlich *Computertomogramm* hat keine verwertbaren Befunde ergeben. Ein EMG ist bisher nicht angefertigt worden. Eine rheumatische Erkrankung ist durch *Blutuntersuchungen* ausgeschlossen worden. Behandlungsversuche mit *Nervenblockaden* und *Akupunktur* hatten keine Besserung gebracht.
Der Patient wird der Schmerzkonferenz, an der alle Ärzte des Schmerzzentrums beteiligt sind, vorgestellt, befragt und untersucht. Die bisher vorliegenden Befunde werden besprochen. In der folgenden Diskussion wird empfohlen, zunächst noch ein *EMG* anfertigen zu lassen. Wenn dieses ohne krankhaften Befund ist, soll der Patient einem Psychiater der Gruppe vorgestellt werden mit der Frage, ob eine Behandlung mit *Hypnose* erfolgversprechend ist, da der Eindruck einer seelischen Störung als Ursache vorherrscht.

Teilnehmer	Untersuchungsprogramm	Behandlungsmethoden
Anaesthesist	Röntgen Diagnostische Blockaden	Nervenblockaden Transkutane Nervenstimulation Peridurale Opiatanalgesie
Neurochirurg	Computertomogramm Myelographie	Elektrostimulation von Schmerzbahnen im Rückenmark Operative Eingriffe am Rückenmark zur Schmerzlinderung
Psychotherapeut	Diagnostik seelischer Störungen	Psychotherapie, Hypnose, Biofeedback, Entspannungstechniken
Neurologe	Untersuchung des Nervensystems, EMG, EEG	Behandlung mit psychisch wirksamen Medikamenten
Orthopäde	Röntgen	Manuelle Therapie (Chiropraxis) Physikalische Therapie
Internist	Labor	Behandlung mit Medikamenten Akupunktur, therapeutische Lokalanaesthesie
Kieferchirurg und Hals-Nasen-Ohrenarzt	Diagnostik im Kopfbereich	Operative Eingriffe im Kopfbereich
Alle Ärzte (nicht fachgebunden), insbesondere Allgemeinarzt		Therapeutische Lokalanaesthesie, Transkutane Nervenstimulation, Akupunktur, Biofeedback, Hypnose, Autogenes Training

Tabelle 4: Die Konsultation eines Schmerzteams.

Die beschriebenen ersten drei Schritte zur Diagnose werden in der Regel von einem Arzt Ihres Vertrauens durchgeführt. Dem Schmerzzentrum werden nur Problemfälle vorgestellt. Diese Kranken haben oft einen langen Leidensweg hinter sich mit einer Vielzahl von Behandlern, Untersuchungen und Behandlungen, die alle vergeblich waren. Bisweilen kann auch das Schmerzteam die Schmerzen nicht beseitigen, es findet aber meist einen Weg, die Schmerzen erträglicher zu machen.

Merke: Auch in Ihrer Nähe gibt es ein Schmerzzentrum (s. Anhang). Fragen Sie Ihren Arzt, ob eine Überweisung dorthin für Ihren Fall notwendig ist.

Wer soll Schmerzen behandeln?

I. Die Grenzen des Heilpraktikers

Jeder kennt die Klagen über die Dreiminutenmedizin, volle Wartezimmer und Zeitmangel des Arztes. Sicher, es gibt Ärzte, die sich zu wenig Zeit nehmen, doch bei freier Arztwahl sollte es dem Patienten gelingen, einen Arzt zu finden, der ihm zuhört.

Mit seinem Mehr an Zeit umwirbt der Heilpraktiker den Patienten, der sich vernachlässigt glaubt. Diesen Zeitaufwand muß er freilich aus der eigenen Tasche bezahlen. Es gibt sicher gute und verantwortungsbewußt arbeitende Heilpraktiker, aber – und dessen sollte man sich bewußt sein – die Arbeit des Heilpraktikers kann dann unverantwortlich werden, wenn er die Grenzen seines Wissens nicht akzeptiert und somit ziellos therapiert. Heilpraktiker unterliegen keiner geregelten und vom Staat überwachten Ausbildung. Ihre Tätigkeit ist unkontrolliert, und ein Heilpraktiker, der seine Praxis in der Freizeit ausübt, also nebenberuflich heilt, ist keine Ausnahme. Auch deshalb sollte die Behandlung von Schmerzkranken grundsätzlich vom Arzt durchgeführt werden.

II. Warum soll nur der Arzt Schmerzen behandeln?

Wie diese Fibel zeigt, können Schmerzen viele unterschiedliche Ursachen haben. Manche Schmerzarten werden durch mehrere Störungen gleichzeitig bedingt. Oft gehen körperliche Krankheiten und seelische Störungen Hand in Hand. Wird der Schmerz in solchen Fällen chronisch, spricht man von einer eigenständigen Schmerzkrankheit.

Um diese vielschichtigen Ursachen von Schmerzen zu erkennen, ist ein breites Wissen von den Funktionen und den Organen des menschlichen Körpers erforderlich. Gerade der Schmerzbehandler muß mehr wissen, als er je in seiner Ausbildung für sein spezielles Fach gelernt hat. Er muß sich ständig fortbilden und Kontakt mit Schmerztherapeuten anderer Fachrichtungen haben. Vor allem aber muß er den ganzen Menschen sehen und darf nicht nur Spezialist für ein Teilorgan des Patienten sein. Nur so ist gewährleistet, daß der Kranke nicht über Monate hinweg mit unwirksamen Methoden behandelt wird und daß bösartige und heimtückische Krankheiten rechtzeitig genug erkannt werden. Der Schmerzbehandler sollte alle Methoden der Schmerzdiagnostik und Therapie kennen, auch wenn er sie nicht alle ausübt: Er muß um ihre Grenzen wissen.

Grundsätzlich soll der Schmerzpatient sein Problem mit seinem behandelnden Arzt besprechen. Hier ist Vertrauen äußerst wichtig! Scheuen Sie sich nicht, Ihren Arzt anzuregen, Hilfe in einem Schmerzteam zu suchen, wenn er nicht weiter weiß. Ein Schmerzzentrum wird Sie später immer zurücküberweisen samt der genauen Angaben für Ihre weitere Behandlung und Betreuung. Da es bisher wenige dieser Zentren gibt, sind sie überlaufen und somit kein Ort der Dauerbehandlung.

Merke: Ihr Hausarzt kann nicht alles wissen und können. Bitten Sie um eine Überweisung, aber kehren Sie später zu ihm zurück.

Auch der Schmerztherapeut wird Methoden anwenden, die unwirksam bleiben, denn es gibt keine Behandlungsart, deren Erfolg sicher vorhersagbar ist. Es sei denn, die Schmerzursache kann operativ beseitigt werden. Bleibt eine Therapie wirkungslos, wird der erfahrene Arzt die Behandlung abbrechen und eine andere Behandlungsart wählen, den Fall an einen Kollegen überweisen oder ihn der Schmerzkonferenz (einem Treffen aller an einem Schmerzzentrum arbeitenden Fachärzte) vorstellen. Aussagen nach wirkungslosen Behandlungen wie:»Sie müssen jetzt lernen, mit Ihren Schmerzen zu leben«, sollten immer mehr zur Ausnahme werden.

Merke: Wenn 3 – 6 Behandlungen mit einer bestimmten Methode keine Besserung gebracht haben, soll die Behandlung abgebrochen werden. Sie sollten Ihren Arzt fragen, ob eine Fortsetzung der Behandlung sinnvoll ist.

III. Das Schmerzzentrum

Wiederholt war von Schmerztherapeuten die Rede. Es sind Ärzte, die sich auf die Behandlung von Schmerzkranken spezialisiert haben und ausschließlich oder überwiegend solche Patienten betreuen. Schmerztherapeuten arbeiten in der Regel nicht alleine, sondern in einem Verbund mit Ärzten anderer Fachrichtungen, die eine oder mehrere Methoden der Erkennung und Behandlung von Schmerzen beherrschen (siehe Tab. 4).

Die Vorteile eines Schmerzzentrums für den Patienten sind:

- Kein Zeitverlust bei der Diagnose
- Gezielte Behandlung
- Schnelle Überweisung an andere Spezialisten
- Ständiger Erfahrungsaustausch innerhalb der Gruppe
- Ständige Fortbildung der behandelnden Ärzte.

Die jeweilig unterschiedlichen Organisationsformen der Schmerzzentren richten sich nach den örtlichen Gegebenheiten.

Am häufigsten gibt es die Schmerzambulanz, die an eine Klinik oder an ein Krankenhaus angeschlossen ist, meist im Rahmen der Anästhesieabteilung. Andere Spezialisten werden von Fall zu Fall hinzugezogen.

Ebenso ist der Verbund von Klinikern und niedergelassenen Ärzten möglich, die selbständig in Klinik und Praxis arbeiten. Sie betreuen nicht nur Schmerzpatienten und werden zunächst von Patienten aufgesucht, deren Schmerzen in das Fachgebiet des betreffenden Arztes gehören. So werden Kranke mit Rückenschmerzen zunächst einen Allgemeinarzt oder einen Orthopäden aufsuchen. Dieser wird dann der »Führungsarzt« des Patienten. Er stellt eine Verdachtsdiagnose, veranlaßt die notwendigen technischen Untersuchungen und wird dann den Patienten zu einem Arzt seiner Schmerzgruppe weiterleiten, der die Behandlungsart beherrscht, die für diesen Fall die größten Erfolgsaussichten hat.

Sehr selten findet man die Schmerzklinik mit eigener Bettenabteilung, die ausschließlich Schmerzkranke untersucht und behandelt. In ihrer Arbeitsweise unterscheidet sich diese Organisations-

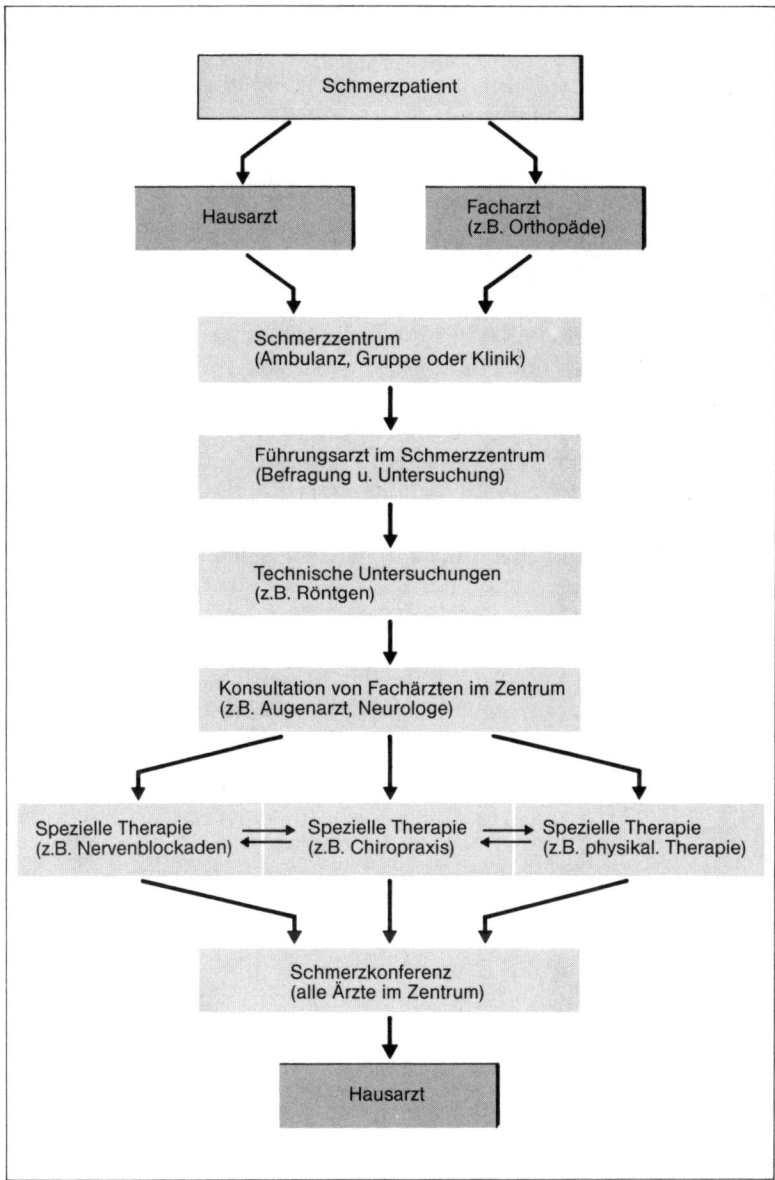

Tabelle 5: Organisation eines Schmerzzentrums.
Patient wird vom behandelnden Arzt überwiesen, durchläuft das Zentrum und kehrt mit einem Behandlungsplan zum Hausarzt zurück.

form nicht von den vorgenannten. Allerdings können mehr Patienten gleichzeitig betreut werden. Von Nachteil ist, daß eine ambulante Weiterbetreuung nur für Kranke am Ort möglich ist und der persönliche Kontakt mit dem weiterbehandelnden Hausarzt fehlt, da diese Kliniken meist ein großes Einzugsgebiet haben.

Allen diesen Organisationsformen ist die »Schmerzkonferenz« gemeinsam. Es ist ein Treffen aller am Schmerzzentrum beteiligten Ärzte in regelmäßigen Abständen, bei dem Problempatienten vorgestellt und diskutiert werden. Der Patient schildert sein Leiden selbst, sein »Führungsarzt« trägt die bisherigen Befunde und Behandlungsversuche vor. In der folgenden Diskussion des Krankheitsfalles kann unmittelbar entschieden werden, ob weitere diagnostische Maßnahmen notwendig sind oder welche Behandlungen noch in Frage kommen und wer sie durchführen soll.

Es gibt aber auch Fälle, in denen niemand mehr Rat weiß. Dann muß man sich auf die Gabe von Schmerzmitteln und auf die seelische Betreuung des Kranken durch seine Familie und den Hausarzt beschränken. Dies erfordert viel Einsicht und Willenskraft von dem Kranken wie von der Familie.

Merke: Das Schmerzzentrum arbeitet effektiver, weil es viel Wissen und Können vereinigt, aber der Mensch ist keine Maschine und ein Schmerzzentrum keine Reparaturwerkstatt.

Wie werden chronische Schmerzen behandelt?

Alle Theorien über die Mechanismen der Schmerzentstehung, der Schmerzleitung und der Schmerzverarbeitung sind lückenhaft. Dementsprechend beruht auch unser Wissen über den Effekt der Behandlungsmethoden mehr auf Erfahrung als auf gesicherten Forschungsgrundlagen. So ist es nicht verwunderlich, daß die Quote der Dauerheilungen nicht mehr als 30 – 50 Prozent beträgt, auch wenn mehrere Verfahren miteinander kombiniert werden. Leider muß man sich in der Praxis nicht selten auf die Schmerzlinderung beschränken, wenn das ideale Ziel der Schmerzbeseitigung unerreichbar ist.

Entsprechend dem Aufbau des schmerzleitenden Systems greift die Behandlung an:

- am Schmerzrezeptor
- am peripheren Nerven
- an den vegetativen Gefäßnerven
- an den Nervenwurzeln
- an den schmerzleitenden Bahnen des Rückenmarks
- an der zentralen Schmerzverarbeitung im Zwischenhirn
- am bewußten Schmerzerleben, das an das Großhirn gebunden ist.

Die meisten Verfahren greifen an mehreren Stufen gleichzeitig an.

I. Eingriffe am schmerzleitenden System

1. Die therapeutische Lokalanaesthesie (TLA)

Die TLA arbeitet mit Injektionen von lokalbetäubenden Substanzen von verschieden langer Wirkungsdauer. Sie setzt am Ursprungsort des Schmerzreizes – dem Reizzentrum – an und

»löscht« den Reiz durch *Unterbrechung des Reflexbogens.* Dieser führt vom Reizzentrum:

- zur Umschaltung des Schmerzreizes im Rückenmark, dadurch
- zu einer Muskelverspannung und
- zu einer Durchblutungsstörung im Schmerzgebiet.
- Die Durchblutungsstörung regt die Bildung von Schmerzsubstanzen an,
- diese senken die Schmerzschwelle am Schmerzrezeptor. Der Schmerz schaukelt sich auf und wird chronisch.

Die TLA wird häufig auch zu *diagnostischen Zwecken* eingesetzt. Verschwindet z. B. ein Schmerz vorübergehend nach lokaler Betäubung eines Nerven oder einer Narbe, ist der Zusammenhang von Schmerz und Nervenstörung bzw. Narbe gesichert.

Von einer *Neuraltherapie* spricht man, wenn die TLA nur zur Unterspritzung von Narben und zur Injektion in Triggerpunkte (Maximalpunkte schmerzhafter Muskelspannung) und Sehnenansätze an Gelenken verwendet wird. Ihre Domäne sind Blockierungen der Wirbelgelenke mit Rückenschmerzen sowie Gelenkschmerzen im Schulter- und Armbereich.

Die TLA mit Injektionen an den Stamm eines peripheren Nerven wird besonders bei eingeklemmten Nerven durch Narbenbildung sowie bei Neuralgien der Gesichtsnerven eingesetzt. Dabei werden alle Fasern des Nervenstammes, nicht nur die schmerzleitenden, *betäubt.*

Blockaden der Geflechte peripherer Nerven (*Plexusblockaden*) wirken vor allem im Schulterbereich nach Unfällen und Verletzungen und bei Bestrahlungsfolgen von Brustkrebs schmerzlindernd.

Blockaden einzelner Nervenwurzeln durch Injektionen direkt an die Wirbelsäule *(paravertebrale Blockaden)* macht man vor allem bei Nacken- und Kreuzschmerzen. Nimmt man statt eines Betäubungsmittels *Alkohol* oder *Phenol (neurolytische Blockaden),* kann man gezielt die sensiblen Nervenwurzeln vor Eintritt in das Rückenmark ausschalten. Im Gegensatz zu der nur vorübergehenden Betäubung bei den sonstigen Blockaden wird dabei die Nervenwurzel zerstört. Neurolytische Blockaden werden deshalb nur selten und fast ausschließlich bei Krebsschmerzen angewendet.

Bei unbeeinflußbaren Krebsschmerzen kann die ganze untere Körperhälfte durch Injektionen zwischen die Häute des Rückenmarks *(peridurale Blockade)* unempfindlich gemacht werden. Einfacher und ambulant durchführbar ist die *Sakralblockade* mit Injektionen in den Wirbelkanal oberhalb des Steißbeines. Sie wirkt bei Schmerzen im Kreuz, im Beckenbereich und den Beinen, auch bei Restschmerzen nach Bandscheibenoperationen.

Bei der *Grenzstrangblockade* erfolgen die Injektionen an die Geflechte der sympathischen Nerven, die vor der Wirbelsäule liegen. Entsprechend kann man auch die Nervengeflechte in der Tiefe des Gesichtes betäuben. Dadurch erreicht man:

- eine Weitstellung der Gefäße,
- eine Mehrdurchblutung im Schmerzgebiet und dadurch
- Abbau von Schmerzsubstanzen und
- eine Normalisierung der Schmerzschwelle.

Diese Blockaden werden hauptsächlich angewendet:

- im Halsbereich bei Kopfschmerzen und bei Schulter-Arm-Schmerzen *(Stellatumblockaden),*
- im Gesichtsbereich bei Gesichtsschmerzen und
- im Bauch- und Beckenbereich bei chronischen Eingeweide- und Krebsschmerzen sowie bei Phantomschmerzen *(Grenzstrangblockaden).*

Die TLA umfaßt einen weiten Anwendungsbereich, um Schmerzreize zu »löschen« oder die Schmerzleitung zu unterbrechen. Schmerzunterbrechende Verfahren (Blockaden) sollten wegen der möglichen Nebenwirkungen durch falsch plazierte Injektionen nur von besonders ausgebildeten Ärzten durchgeführt werden. Meist handelt es sich um Narkoseärzte. Nervenblockaden werden in der Regel nicht öfter als 6 – 8mal in 1 – 2tägigem Abstand gegeben.

2. Die transkutane Nervenstimulation (TNS)

Schmerzrezeptoren und Nervenstämme können auch durch die Haut hindurch elektrisch gereizt werden. Dabei werden kleine Elektroden an Nervenstämmen ober- und unterhalb des Schmerzgebietes angelegt und elektrisch gereizt, bis der Patient ein Vibrieren oder Kribbeln verspürt. Er lernt, die Elektroden selbst anzulegen und sich mit Hilfe einer batteriebetriebenen Energiequelle von der Größe eines Taschenrechners über Monate hin zu stimulieren. Die Gerätekosten werden von den Kassen übernommen.

Die Wirkungsweise ist nicht genau bekannt. Man nimmt an, daß schnelleitende sensible Fasern bei wiederholter elektrischer Reizung schmerzhemmende Umschaltstellen im Rückenmark aktivieren. Schmerzreize aus dem erkrankten Gebiet, die mit langsamleitenden Fasern ankommen, werden dann nicht weitergeleitet.

Das Verfahren eignet sich zur Behandlung von Nacken- und Schulterschmerzen, Kreuzschmerzen und Muskelverspannungen, kann aber auch bei Phantom- und Stumpfschmerzen und bei Krebsschmerzen eingesetzt werden. Nach guten Anfangserfolgen läßt die Wirkung jedoch schnell nach und hat nach einem Jahr nur noch bei 10% der ursprünglich behandelten Patienten Erfolg.

3. Die manuelle Therapie (Chiropraxis)

Chiropraktische oder manuelle Techniken haben eine ausgezeichnete Wirkung in der Behandlung chronischer Schmerzen des Bewegungsapparates. Leider gibt es viel zu wenig erfahrene Therapeuten, die dem Patienten eine oftmals langwierige orthopädische Behandlung ersparen könnten.

Diese Handgrifftechniken können bei allen funktionellen Störungen im Bereich der Wirbelsäule, aber auch bei Ellbogen- und Schulterschmerzen, wie sie typischerweise im Rahmen des Nacken-Schulter-Arm-Syndroms auftreten, eingesetzt werden. Im Beginn eines Karpaltunnelsyndroms und einer Sudeckschen Krankheit ist die manuelle Therapie in Kombination mit anderen Verfahren ebenfalls nützlich. Schmerzsyndrome durch Druck auf Nervenwurzeln soll man dagegen nicht oder nur sehr vorsichtig manuell behandeln: Ein sehr erfahrener Therapeut wird auch dabei seinem Patienten die schon eingeplante Bandscheibenoperation manchmal ersparen können.

Vor allzu häufigen Behandlungen muß man allerdings warnen. In der Regel reichen 3 – 6 Behandlungen aus. Ist ein Erfolg bis dahin nicht sichtbar, war es die falsche Methode.

4. Die Akupunktur

Die Akupunktur ist eine Erfahrungstherapie, die aus China stammt. Sie hat inzwischen einen festen Platz in den meisten Schmerzzentren. Ihre Wirkung im System der Schmerzleitung ist bisher unklar. Wer diese Tatsache als Argument gegen die Akupunktur verwendet, sollte bedenken, daß die gesamte Schmerztherapie auf Erfahrung und nicht auf gesichertem theoretischem Wissen beruht und daß das Phänomen Schmerz, wie manches andere in der Medizin, bis heute nicht genau erklärt werden kann.

Möglicherweise wird durch die Nadeltherapie die Bildung von Endorphinen in bestimmten Hirngebieten angeregt, die einen opiatähnlichen, schmerzstillenden Effekt haben. Warum diese Wirkung andauert, warum z. B. eine Migräne, die über 10 Jahre bestanden hat, damit für Jahre oder für immer zum Verschwinden gebracht werden kann, weiß niemand. Das gilt aber auch für entsprechende Erfolge der therapeutischen Lokalanästhesie.

Vielleicht wirken beide Verfahren auch über eine allmähliche Normalisierung fehlgesteuerter vegetativer Schmerzreaktionen im Hirnstamm. Dies könnte ihre therapeutische Auswechselbarkeit erklären und ihre gleichsinnige Wirkung bei Schmerzen, bei denen ein ausgeprägter psycho-vegetativer Einfluß deutlich ist.

Eine Akupunkturbehandlung eignet sich für alle Schmerzen durch funktionelle Störungen. Bei organisch verursachten Schmerzen, z. B. durch einen Bandscheibenvorfall oder durch eingeklemmte Nerven, ist sie meist erfolglos. Wenn nichts anderes hilft und eine Operation nicht in Frage kommt, kann man aber eine Akupunkturbehandlung auch in diesen Fällen versuchen. Manchmal ist es doch möglich, die Schmerzen wenigstens zu lindern und den Gebrauch von Schmerzmitteln einzuschränken.

In der Hand des Geübten ist die Akupunktur sicher ungefährlich und zudem ohne technischen Aufwand durchzuführen. Sie eignet sich besonders für die Behandlung von Kopf- und Gesichtsschmerzen; hier kann sie anderen Verfahren durchaus überlegen sein. Gute Erfolge sieht man bei Nacken-Schulter-Arm-Schmerzen, einschließlich der Ellbogenschmerzen. Vor der Operation eines Tennisellbogens oder der Röntgenbestrahlung einer schmerzhaften Schulter sollte jedenfalls immer eine Akupunktur versucht werden. Bei Kreuzschmerzen ist der Erfolg wechselhaft, bei Hüftgelenksschmerzen durch Arthrose eher schlecht, bei Kniegelenksarthrose dagegen sehr gut. Auch funktionelle Brust- und Bauchschmerzen sind gut zu behandeln. Bei Phantomschmerzen ist ein Versuch gerechtfertigt. Bei Krebsschmerzen widersprechen sich die Berichte, ungünstige überwiegen. In jedem Fall ist die Akupunktur vor allem der Elektrostimulation insofern überlegen, als die Behandlungserfolge Dauererfolge oder doch langfristig sind.

6 – 8 Akupunktur-Behandlungen im Wochenabstand sind fast immer ausreichend. Nach der 2. oder 3. Behandlung zeigt sich meist eine Reaktion. Bleibt sie aus, eignet sich die Methode meist nicht! Man sollte den Patienten dann eventuell nochmals gründlich untersuchen. Entzündliche Erkrankungen wie z. B. die rheumatische Polyarthritis sollen nicht mit Akupunktur behandelt werden.

Die Kosten einer Akupunkturbehandlung werden von den KASSEN nicht übernommen, sie sind jedoch in den meisten Bundesländern beihilfefähig.

5. Die physikalische Therapie

Besonders bei Gelenk- und Wirbelsäulenschmerzen wird man die übrigen Behandlungsmethoden durch physikalische Therapie ergänzen. Sie lockert Muskeln und Bindegewebe, fördert die Durchblutung und greift damit in den Reflexbogen ein, der vom Schmerzreiz zur Muskelverspannung und Durchblutungsstörung im Schmerzgebiet führt.

Die Möglichkeiten der physikalischen Therapie bestehen in:

• Hydrotherapie mit Stangerbädern,
  feuchten Packungen (Moor, Fango, Paraffin),
  Unterwassermassagen
• Bewegungstherapie mit Muskelmassagen,
  Bindegewebsmassagen,
  Krankengymnastik
• Elektrotherapie mit Kurzwellen,
  Mikrowellen,
  niederfrequenten Strömen,
  Ultraschall.

Diese Maßnahmen können mit entspannenden Verfahren wie autogenem Training u. a. verbunden werden. Auch auf eine Atemtherapie sollte man großen Wert legen, die allein schon einen psychisch entspannenden Effekt haben kann. Der Patient selbst sollte diese Behandlung durch Schwimmen – auf dem Rücken – und bei Verspannung der Muskulatur durch heiße Duschen ergänzen.

6. Die Röntgenbestrahlung

Auch eine niedrig dosierte Strahlentherapie wird in der Schmerzbehandlung eingesetzt, allerdings fast ausschließlich bei Krebs mit Knochenmetastasen. In der »normalen« Schmerzbehandlung wird man lediglich bei unbeeinflußbaren Schulterschmerzen einmal auf Röntgenstrahlen zurückgreifen, gelegentlich auch bei Schmerzen, die durch eine Entkalkung der Wirbelsäule verursacht werden. Strahlen schädigen immer auch gesundes Gewebe!

7. Die neurochirurgischen Verfahren

Grundsätzlich kommen zur Beseitigung von Schmerzen viele operative Verfahren je nach Schmerzursache in Frage, insbesondere zur Entlastung von gequetschten Nerven und Nervenwurzeln wie z. B. Bandscheibenoperationen. Im folgenden sollen nur die Verfahren kurz besprochen werden, die am schmerzleitenden System direkt angreifen:

Chirurgische Eingriffe am Nervensystem sind nur bei schwersten und sonst nicht beeinflußbaren Schmerzen angezeigt. Man wird immer Verfahren bevorzugen, die kein Gewebe zerstören.

Neurochirurgische Eingriffe werden vorgenommen:

- am peripheren Nerven (Neurolyse oder Neurotomie)
- an den vegetativen Nervengeflechten (Sympathektomie)
- an der sensiblen Nervenwurzel vor Eintritt in das Rückenmark (Rhizotomie bzw. DREZ)
- an den schmerzleitenden Bahnen innerhalb des Rückenmarkes (Hinterstrangstimulation oder Chordotomie)
- an schmerzverarbeitenden Hirnzentren (Thalamus, Hypophyse).

Bei der *Neurolyse* werden durch Narben eingeklemmte Nerven operativ gelöst, z. B. beim Karpaltunnel-Syndrom.

Bei der *Neurotomie* durchtrennt man einen Nervenast, z. B. beim Stumpfschmerz.

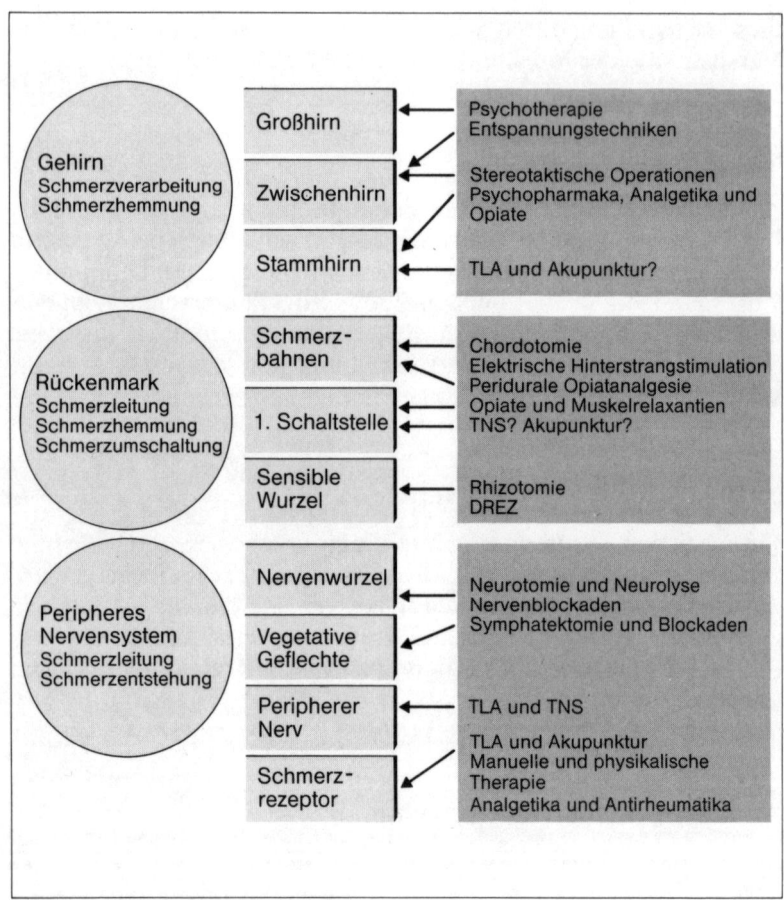

Abbildung 9: Behandlungsmethoden chronischer Schmerzen und ihr Angriffspunkt am schmerzleitenden System.

Bei der *Sympathektomie* werden sympathische Nervengeflechte durchtrennt. Damit wird die Funktion der vegetativen Gefäßnerven aufgehoben, so daß die Blutgefäße weit gestellt bleiben und eine Verbesserung der Durchblutung im Schmerzgebiet erreicht wird. Das Verfahren wird u. a. bei Stumpfschmerzen, chronischen Schmerzen nach Gürtelrose und bei Krebsschmerzen manchmal angewendet, jedoch werden diese Schmerzen dadurch nur selten ausreichend gelindert.

Die operative Durchtrennung der Hinterwurzeln *(Rhizotomie)*, also auch der schmerzleitenden Fasern eines Nerven, führt zu totalem Gefühlsverlust, nicht nur für Schmerzen. Die besten Ergebnisse sieht man bei Krebsschmerzen im kleinen Becken. Jedoch betragen die Späterfolge nur 30%.

Bei Krebspatienten mit hoher Lebenserwartung kann man schonend und mit gutem Erfolg die Hinterwurzel bei ihrem Eintritt in das Rückenmark elektrisch verkochen *(DREZ = dorsal root entry zone lesion)*. Diese relativ neue Technik wird sich wahrscheinlich auch noch in anderen Anwendungsbereichen durchsetzen.

Bei der *elektrischen Hinterstrangstimulation* werden Elektroden so an das Rückenmark angelegt, daß mittels eines tragbaren Hochfrequenzsenders schnelleitende sensible (berührungsempfindliche) Fasern gereizt werden und dadurch den Einstrom von Schmerzreizen in das Rückenmark hemmen. Diese sehr schonende Methode lernt der Patient selbst mit Hilfe des Senders zu steuern. Die Erfolge bei Krebsschmerzen, auch bei Phantomschmerzen sind gut.

Bei der *Chordotomie* wird der schmerzleitende Vorderseitenstrang im Rückenmark der Halswirbelsäule durch die Haut hindurch durchtrennt oder elektrisch verkocht. Die Methode ist auch bei Schwerstkranken anwendbar. Nach einer gewissen Zeit kehrt jedoch die Schmerzempfindung auf unbekannten Umwegen wieder. Deshalb wird die Chordotomie nur bei Krebskranken mit relativ geringer Lebenserwartung durchgeführt und das meist nur bei Schmerzen in der unteren Körperhälfte.

Stereotaktische Hirnoperationen wegen chronischer Schmerzen werden nur selten vorgenommen, da sie technisch schwierig sind und kaum gute Resultate bringen.

II. Die Methoden der psychischen Schmerz-beeinflussung

1. Das Biofeedback

Diese Methode ist verhältnismäßig neu; sie wird irreführend auch »elektronisches Yoga« genannt und in der Behandlung chronischer Kopfschmerzen eingesetzt. Die Behandlungskosten werden von den Kassen nicht übernommen.

Mit Hilfe von Elektroden können z. B. vom Stirnmuskel elektrische Signale abgenommen werden, die mit der Spannung des Muskels variieren. Dieses »Biosignal« kann an einem Monitor sicht- und hörbar gemacht werden. Durch Training lernt der Patient, willentlich die Spannung des Muskels zu verringern. Auch Atmung, Pulsschlag und Durchblutung können als Biosignale verwendet werden.

Nach einer Trainingsphase von 10 und mehr Sitzungen muß der Patient täglich selbst 15 Minuten üben. Wenn nicht ein Leihgerät zur Verfügung steht – was bei einem Kaufpreis von 3000,– DM selten ist –, geschieht dies in der Arztpraxis. Damit sind der Anwendbarkeit des Biofeedback enge Grenzen gesetzt.

Durch das trainierte Entspannen des Stirnmuskels kommt es im Gehirn wahrscheinlich zu einer umfassenden Umschaltung der automatischen Regelung vegetativ gesteuerter Vorgänge wie Muskelspannung, Atmung und Herzschlag. Nicht nur der Stirnmuskel entspannt sich, sondern auch die übrigen Muskeln im Kopfbereich. Das Gefühl einer tiefen Gelöstheit tritt auf. Die Erfahrung, daß es möglich ist, sich willentlich zu entspannen, führt wiederum zu einer veränderten, angstfreien Einstellung gegenüber sonst eher bedrohlichen Situationen oder Personen, von denen man weiß, daß man sich ihnen gegenüber verkrampft. Der Patient verzichtet auf seine schmerzstillende Tablette, die er sonst vorbeugend genommen hätte. Im ganzen sind die Effekte des Biofeedback-Trainings ähnlich denen, die mit Meditation und autogenem Training erzielt werden.

2. Das autogene Training (AT)

AT kann man von Ärzten oder Psychologen in ca. 6 Sitzungen lernen und muß täglich 20 Minuten weiterüben. Die Kosten des Trainings werden von den Kassen übernommen.

Durch eine Art passiver Konzentration lernt es der Patient, sich zu entspannen und sonst vom Willen unbeeinflußt ablaufende Vorgänge wie Atmung und Durchblutung bis zu einem gewissen Grade bewußt zu kontrollieren. Wer es schwer hat, sich zu konzentrieren, gibt das Üben bald wieder auf. Relativ wenige Patienten bleiben am Ende übrig, die dann allerdings ihre Schmerzen – meist wird es sich um Spannungsschmerzen aller Art handeln – günstig beeinflussen können. Diese hohe Versagerquote ist eine Realität, mit der man rechnen muß. Trotzdem wird in medizinischen Veröffentlichungen das AT immer wieder als eine Art psychisches Allheilmittel bei Schmerzkranken angeführt.

3. Die transzendentale Meditation (TM)

Während beim AT über die körperliche Entspannung eine seelische Beruhigung eintritt, verhält es sich bei der TM gerade umgekehrt. Die durch die Meditation hervorgerufene seelische Harmonisierung bewirkt eine körperliche Gelöstheit.

TM ist leichter zu erlernen als das autogene Training, weil das Üben, wenigstens anfangs, weniger Konzentration erfordert. Man muß allerdings dann zu Hause weiterüben, ähnlich wie beim autogenen Training. Anfangserfolge stellen sich jedoch schneller ein, so daß der Patient eher veranlaßt wird weiterzumachen.

Es handelt sich um eine vom Yoga abgeleitete Methode. Sie wird von einer als Sekte bezeichneten religiösen Vereinigung verbreitet, die hierzulande meist als jugendgefährdend angesehen wird. Schulmediziner lehnen TM deshalb oft ab. Doch besteht kein Grund, einem Patienten TM vorzuenthalten, wenn er dafür geeignet ist. Dies wird von seiner persönlichen Einstellung und Neigung abhängig sein.

4. Das Yoga

Ähnliches gilt für das Yoga, von dem die vorerwähnten Techniken mehr oder minder geistige Verwandte sind. Zumindest in Großstädten gibt es die verschiedensten Angebote, Yoga zu erlernen. Sie reichen von Kursen der Zen-Buddhisten über die Bhagwan-Sekte und christliche Gemeinden bis zu kommerziellen Yogaschulen und zur Volkshochschule. Für viele psychisch verspannte Patienten mit Kopf- und Rückenschmerzen ist gerade Yoga mit seiner Verbindung von körperorientierten Übungen und Atemübun-

gen eine vorzügliche Hilfe und sollte viel häufiger in die Schmerzbehandlung eingebaut werden. Entspannende Effekte stellen sich
sehr schnell ein, so daß die Patienten in der Regel gut motiviert
sind, weiter zu üben.

5. Die Bioenergetik

Die Bioenergetik ist ein psychotherapeutisches Verfahren, das in
den USA verbreitet ist, aber hierzulande kaum angeboten wird.
Yogaähnliche Übungen führen zu einem ausgeprägten Körperer-
leben. Der Patient lernt, die Verspannungen seines Körpers bewußt zu spüren und reagiert darauf mit Gefühlsausbrüchen, die
angst- und spannungslösend wirken. Die Ursachen der Ängste
müssen dann psychotherapeutisch erarbeitet werden.

Schmerzpatienten sind oft nicht in der Lage, ihre Konflikte zu
äußern oder überhaupt Einsicht in die psychische Bedingtheit ihrer Schmerzen zu gewinnen. Deshalb scheitern so oft alle gutge-
meinten psychotherapeutischen Bemühungen. In der bioenergeti-
schen Sitzung lernt der Kranke allmählich zu erkennen, daß er sich
in seinen verspannten, angststarren Körper wie in einen Panzer
gehüllt hat, um Konflikte mit der Umwelt zu vermeiden. Ziel der
Behandlung ist es, erst die Einstellung zum eigenen Körper und
dann zur Umwelt zu ändern.

6. Die Hypnose

Zu den psychisch wirksamen Verfahren, die in der Schmerzbehandlung eingesetzt werden können, gehört auch die Hypnose.
Nur ein kleiner Teil der Patienten eignet sich dafür: Ärztliche
Hypnotiseure stehen aber auch in Großstädten praktisch kaum
zur Verfügung.

7. Die Psychotherapie

Auf die einzelnen Verfahren, die von den verschiedenen psychotherapeutischen Schulen angeboten werden, kann hier nicht ein-
gegangen werden, denn es gibt heute etwa 250 verschiedene Methoden. Gesprächs- und Verhaltenstherapie wären für Schmerzkranke in erster Linie zu nennen, jedoch gibt es zum einen keine
Therapeuten, die sich besonders mit Schmerzpatienten befassen,
zum anderen lehnen die meisten Patienten eine Therapie rundweg

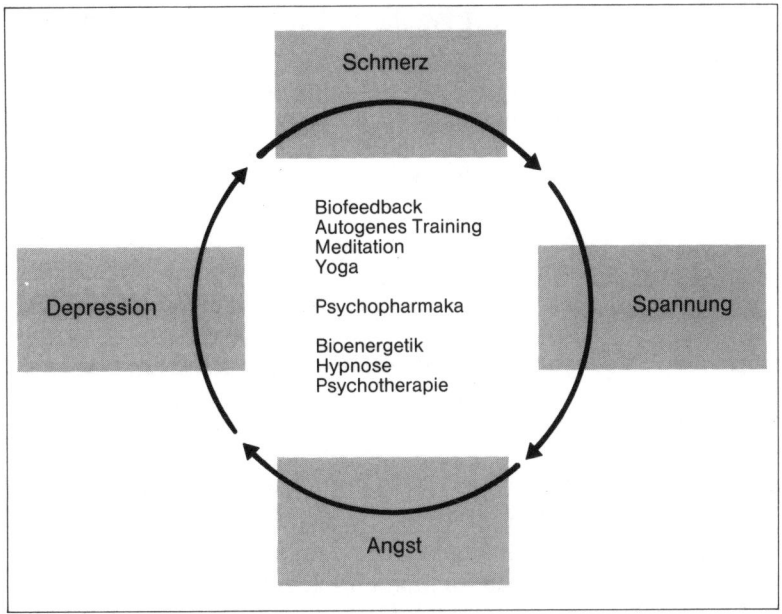

Inside figure:

Schmerz

Biofeedback
Autogenes Training
Meditation
Yoga

Psychopharmaka

Bioenergetik
Hypnose
Psychotherapie

Depression

Spannung

Angst

Abbildung 10: Der Teufelskreis des Schmerzes. Die Behandlung der psychischen Rückwirkungen des Schmerzes.

ab. Die vielen Vorschläge zur Psychotherapie von Schmerzkranken lassen sich leider in der Praxis in keiner Weise realisieren.

8. Die Psychohygiene

Oft bleibt nur das Gespräch zwischen Arzt und Patient. Zuwendung ist wichtig. Man wird versuchen, das Verhältnis des Patienten zu seiner Umwelt zu ändern, auch ihn zu einer gelasseneren Einstellung gegenüber seiner Arbeit zu bringen. Damit soll vor allem der Perfektionismus, der Kopfschmerzkranke kennzeichnet, abgebaut werden. Gegebenenfalls gehört auch eine Inspektion des Arbeitsplatzes durch den Betriebsarzt dazu, wenn man Haltungsprobleme als Ursache chronischer Schmerzen und chronischer Verspannung vermuten kann. Die Konflikte mit Partnern und in der Familie sind meist nicht zu beeinflussen. Aber man wird sich bemühen, den Patienten zu größerer körperlicher Aktivität zu überreden. Schwimmen, Radfahren, Laufen, Jazzgymnastik und Yoga, regelmäßig betrieben, haben einen entstauenden Effekt. Mäßige Lebensweise ist wichtig mit einem ausgeglichenen Rhythmus von Arbeit und Entspannung, evtl. sind auch Gewichtsreduktion und Raucherentwöhnung erforderlich. Zusätzliche Alkoholprobleme bestehen bei Schmerzpatienten sehr selten.

III. Behandlung mit Medikamenten

Fast alle schmerzhemmenden Stoffe greifen im Gehirn und im Rückenmark in die Schmerzleitung und Schmerzverarbeitung ein; lediglich die *Salicylate* und die *Antirheumatika* wirken nur am Ort der Schmerzentstehung (s. Tab. 6).

Bei chronischen Schmerzen wird man selten auf Schmerzmittel völlig verzichten können. Grundsätzlich sollte jedoch der Griff zum Rezeptblock bei einem Schmerzkranken nicht der erste, sondern der letzte sein, dem der manuelle Handgriff, der Griff zur Injektionsspritze und zur Akupunkturnadel vorangeht. Hilfe durch Tabletten ist einfach, aber immer nur vorübergehend und dazu oft gefährlich.

Die größten Gefahren der Schmerzmittel sind Gewöhnung und dadurch Mißbrauch und Abhängigkeit besonders bei den *Analgetika* und den *Mutterkorn*präparaten einerseits und bei den psychisch wirksamen *Tranquilizern* und den *Opiaten* andererseits. Letztere gehören zusammen mit den *Antidepressiva* und den *Neuroleptika,* die jedoch nur sehr selten zur Abhängigkeit führen, zur Gruppe der *Psychopharmaka.* Die Tranquilizer gehören zu den meistverschriebenen Arzneimitteln und stehen hinter Alkohol und den heute verbotenen *Barbituraten* an dritter Stelle der suchterregenden Mittel. Dies sollte auch jeder Patient, der solche Tabletten erhält oder um ihre Verschreibung bittet, wissen und bedenken. Eine Dauerbehandlung darf mit den genannten Schmerzmitteln nicht durchgeführt werden. Gegebenenfalls muß das Präparat nach 6 – 8 Wochen gewechselt werden.

Wie alle stark wirksamen Medikamente haben auch alle Schmerzmittel Nebenwirkungen, insbesondere auf die Blutbildung und die Leber- und Nierenfunktion, die jeweils berücksichtigt werden müssen und bei einigen Mitteln regelmäßige Blutkontrollen erfordern. Sie sollten vierteljährlich durchgeführt werden.

Dazu kommen Unverträglichkeitserscheinungen in Form von Übelkeit, Müdigkeit, Allergiebildung und anderen, die jedoch durch Absetzen des Präparates beseitigt werden. Sie alle haben nur relativ geringe Bedeutung gegenüber der Suchtgefahr!

1. Analgetika

Die Schmerzmittel aus der Gruppe der einfachen Analgetika sind zahlreich. Die meisten der 623 Schmerzmittel, die auf dem deutschen Pharmamarkt existieren und für die 610 Millionen Mark jährlich ausgegeben werden, dürften zu dieser Gruppe gehören.

Am bekanntesten sind die *Salicylate*. Ihr bekanntester Vertreter ist das *Aspirin*. Sie wirken auch fiebersenkend und entzündungshemmend. Gegen Schmerzen helfen sie durch ihre Einwirkung am Schmerzrezeptor über eine Hemmung von Schmerzsubstanzen (Prostaglandine), welche die Empfindlichkeit der Schmerzrezeptoren senken.

Die meisten Mittel der übrigen Gruppen sind wegen ihrer möglichen Nebenwirkungen vom Bundesgesundheitsamt verboten worden, bzw. nur zu beschränktem Verbrauch freigegeben. Dazu gehören das *Phenacetin* und *Barbitursäuren, die zur Abhängigkeit führen*. Sie sind in zahlreichen Mischpräparaten enthalten, die man generell meiden sollte. Zu den beschränkt freigegebenen Mitteln gehören die *Pyrazol*-Abkömmlinge, z.B. das *Novalgin*, das bei langem Gebrauch zu Knochenmarksschäden führen kann. Es eignet sich besonders für Schmerzen im Bereich der Bauch- und Beckenorgane.

Neben den Salicylaten kann auch das *Paracetamol* empfohlen werden (z.B. das *Benuron*), das ebenfalls in zahlreichen Mischpräparaten enthalten ist. Es hat keine Wirkung gegen Entzündungen. Bei Mißbrauch können Leber- und möglicherweise auch Nierenschäden auftreten.

Grundsätzlich sollte ein einfaches Analgetikum nicht länger als 8 Wochen – falls überhaupt notwendig – gegeben werden, um einem Mißbrauch vorzubeugen. Eventuell muß man dann ein Präparat einer anderen Gruppe verordnen.

2. Antirheumatika

Antirheumatika haben neben ihrer schmerzstillenden eine ausgesprochen entzündungshemmende Wirkung. Sie werden in der Schmerztherapie besonders bei Gelenkerkrankungen eingesetzt, beispielsweise *Amuno* oder *Voltaren*. Antirheumatika haben – wie alle wirksamen Medikamente – Nebenwirkungen und werden von magenempfindlichen Patienten oft schlecht vertragen. Man sollte auf bewährte Präparate zurückgreifen, so niedrig wie möglich dosieren und *zeitlich begrenzt* behandeln, dann sind Antirheumatika gefahrlos einsetzbar. In der Behandlung von Schmerzen in Verbindung mit Entzündungen, d. h. bei vielen Gelenk- und Wirbelsäulenerkrankungen, sind diese Mittel nicht ersetzbar und sollten nicht in Bausch und Bogen verteufelt werden, weil einige Neuentwicklungen offenbar unzureichend geprüft auf den Markt gekommen sind und zurückgezogen werden mußten. Hier wie bei allen anderen in der Schmerzbehandlung verwendeten Pharmaka gilt, daß mit schweren Nebenwirkungen in einer Größenordnung von unter 10 zu einer Million gerechnet werden muß, d. h. sehr viel seltener als mit Zwischenfällen bei gängigen Operationen.
Cortison hat die stärkste entzündungshemmende Wirkung. Es hat Hormoncharakter und führt bei langfristigem und hochdosiertem Gebrauch u. a. zu Zuckerkrankheit und Knochenentkalkung. Es wird deshalb bei chronischen Schmerzen wegen seiner Nebenwirkungen nur selten gegeben, so gelegentlich beim Cluster-Kopfschmerz, häufiger *kurzfristig* bei schmerzenden Gelenkserkrankungen.

3. Muskelentspannende Mittel (Muskelrelaxantien)

Diese Mittel wird man bei starken Muskelverspannungen, vor allem im Bereich der Wirbelsäule geben, z. B. *Muskel Trancopal* oder *Musaril. Sie sind nicht für den Dauergebrauch geeignet.*

4. Tranquilizer (Psychopharmaka)

Es handelt sich um angst- und spannungslösende, beruhigende Mittel, die man bei entsprechender Indikation geben wird, allerdings nicht dauernd. *Sie führen leicht zur Abhängigkeit,* besonders so häufig verordnete Mittel wie *Valium, Adumbran, Lexotanil* und *Tavor.* Diese sollte man nur in akuten Streßsituationen und in absteigender Dosierung verwenden. Dann sind sie allerdings sehr wertvoll. Bei längerer Einnahme verordnet man lieber Medikamente, die seltener zur Abhängigkeit führen, z. B. *Librium* oder *Tranxilium*.

Die Tranquilizer haben keinen direkten schmerzstillenden Effekt, wirken aber teilweise muskelentspannend, z. B. das *Librium*. Sie glätten die Schmerzempfindung und schaffen Distanz zum Schmerz.

5. Antidepressiva und Neuroleptika (Psychopharmaka)

Antidepressiv wirkende Mittel, wie z. B. *Anafranil* oder *Tofranil* haben einen direkten schmerzhemmenden Effekt neben ihrer antidepressiven Wirkung. Wahrscheinlich werden durch sie die Bildung oder Wirkung der Neurotransmitter und die Verschaltung der Schmerzreize im Stammhirn in einer nicht näher bekannten Weise beeinflußt.

Die Antidepressiva können mit *Neuroleptika*, z. B. *Haloperidol* kombiniert werden. Sie werden vor allem in der Psychiatrie angstlösend angewendet. Bei Schmerzpatienten wirkt die Kombination beider Gruppen oft besser als ein Präparat nur einer Gruppe allein. Man wird dies im Einzelfall ausprobieren müssen. Kombiniert und in niedriger Dosierung haben die Medikamente eine ähnlich angstlösende und schlaffördernde Wirkung wie die Tranquilizer, führen aber im Gegensatz zu diesen nicht zur Abhängigkeit. Dafür machen sie müde und matt, so daß sie deshalb nicht selten leider wieder abgesetzt werden müssen.

Ihre Vorteile gegenüber Analgetika und Tranquilizern sind zusammengefaßt:

- Wirkung auf psychisch und auf körperlich verursachte Schmerzen gleichzeitig.
- Gute Einwirkung auf den bei Schmerzkranken häufig gestörten Schlaf.
- Es sind keine schweren Nebenwirkungen zu befürchten.
- Es entsteht keine Abhängigkeit und damit keine Gefahr des Mißbrauchs.
- Die psychischen Folgen chronischer Schmerzen in Form depressiver Verstimmungen werden aufgefangen.

63

6. Opiate und opiatähnliche Mittel (Psychopharmaka)

Die stärksten Schmerzmittel sind solche mit opiumähnlicher Wirkung. Sie greifen an speziellen Opiatrezeptoren – für die körpereigenen Endorphine – im Zwischenhirn, Mittelhirn und Rückenmark an und wirken im Zwischenhirn auf die Schmerzverarbeitung und im Mittelhirn und im Rückenmark hemmend auf die Leitung von Schmerzreizen ein. *Ihre größten Gefahren sind Gewöhnung mit allmählicher Dosissteigerung und Suchtbildung.* Diese Mittel werden vor allem beim Krebsschmerz verordnet und sind in dem entsprechenden Kapitel im einzelnen aufgeführt.

Tranquilizer, Antidepressiva, Neuroleptika und Opiate werden wegen ihrer psychischen Wirksamkeit auch als Psychopharmaka zusammengefaßt.

7. Mutterkornpräparate

In der Behandlung der Kopf- und Gesichtsschmerzen, und nur dort, werden neben den schon besprochenen Medikamentengruppen einige andere Mittel verwendet, die ebenfalls auf verschiedene Weise in das System der Schmerzentstehung und Schmerzleitung eingreifen.

Die Mutterkornpräparate wirken verengend auf die Gefäße des Gehirns und werden zu Beginn eines Migräneanfalls genommen. *Sie sollen wegen ihrer schädlichen Nebenwirkungen nicht vorbeugend* und nicht in Mischpräparaten mit barbitursäure- und phenacetinhaltigen Mitteln verabreicht werden. Typische Präparate sind z. B. das *Cafergot PB* und *ergo-sanol SL*-Tabletten. Man wird öfter probieren müssen, bis ein Migränepatient »sein« Präparat gefunden hat.

Mutterkornabkömmlinge ohne wesentliche Nebenwirkungen sind das *Dihydergot* bzw. *DETMS* und *Gynergen* (letzteres ist nur zur Injektion erhältlich). Sie können vom Arzt auch injiziert werden, wenn ein Migräneanfall nicht anders zu beeinflussen ist. Dihydergot bzw. DETMS brauchen in der Schwangerschaft nicht abgesetzt zu werden.

Medikamentengruppe	greift an am:	hemmt oder blockiert:	Einsatz bei:	Vorsicht wegen:
Analgetika: Salicylsäure Paracetamol	Schmerzrezeptor Gehirn	Prostaglandine unbekannt	alle Schmerzen nichtentzündliche Schmerzen alle Schmerzen	**Mißbrauch und Abhängigkeit!** Blutungsgefahr wechseln nach 8 Wochen
Pyrazolderivate	Gehirn	unbekannt	alle Schmerzen	Nebenwirkungen (Knochenmark)
Antirheumatika	Schmerzrezeptor	Prostaglandine	Gelenkschmerzen Rückenschmerzen	löst u. U. Magengeschwür aus
Muskelrelaxantien	Rückenmark	motorische Nerven	Muskelverspannung bei Kopf- und Rückenschmerzen	**Gewöhnung! Keine Dauertherapie!**
Tranquilizer	Limbischen System Rückenmark	Angst motorische Nerven	Angst und Spannung	**Gefahr der Gewöhnung und Abhängigkeit!**
Antidepressiva und Neuroleptika	Zwischenhirn Hirnstamm	Neurotransmitter	alle Dauerschmerzen mit seelischer Verstimmung	selten Abhängigkeit
Antiepileptika	Gehirn	unbekannt	alle Gesichtsschmerzen	Nebenwirkungen Regelmäßige Blutkontrollen
Opiate	Zwischenhirn Rückenmark Hirnstamm	Schmerzverarbeitung Schmerzleitung Schmerzleitung	unstillbare Schmerzen (Krebs)	**Suchtgefahr und Gewöhnung!** Bei Krebs zu vernachlässigen
Mutterkornpräparate	Blutgefäß	wahrscheinlich Serotonin	Migräneanfall	**Mißbrauch!**
Serotonin-antagonisten	Blutgefäß	Serotonin	Migränevorbeugung Spannungskopfschmerz Gesichtsschmerz	Nebenwirkungen Regelmäßige Blutkontrollen und ev. Behandlungspausen

Tabelle 6: Die wichtigsten Medikamentengruppen in der Schmerzbehandlung.

8. Serotoninantagonisten

In der Vorbeugung der Migräne verwendet man Mittel, die

a) auf die Blutgefäße des Gehirns einwirken, wie *Dihydergot* oder *DETMS,* evtl. auch sogenannte *Calciumantagonisten,* z. B. *Sibelium*

b) das vegetative Nervensystem abschirmen und besonders auf die Gefäßnerven einwirken, wie *Betablocker,* z. B. *Dociton* und *Solgol mite* oder evtl. *Clonidin,* ein blutdrucksenkendes Präparat

c) die Wirkung des *Neurotransmitters Serotonin* im Gehirn beeinflussen: Serotonin wird aus Blutplättchen freigesetzt und wirkt im Gehirn und im Rückenmark hemmend auf die Schmerzübertragung.

Hier stehen das *Deseril retard* und das besser verträgliche *Sandomigran* zur Verfügung. Deseril darf nur 3 – 6 Monate angewendet werden, dann muß mindestens 3 Monate pausiert werden, weil sich bei zu hoher und langfristiger Dosierung Verwachsungen im hinteren Bauchraum ausbilden können. Sandomigran ist weniger gefährlich, regt aber den Appetit an und führt manchmal zu unerwünschter Gewichtszunahme. Bei beiden Präparaten sollten regelmäßige Blutkontrollen durchgeführt werden.

Man wird sie erst dann bei Kopfschmerzpatienten einsetzen, wenn alle anderen Behandlungsmöglichkeiten erschöpft sind. Wirkt Sandomigran nicht, kann Deseril durchaus noch eine Besserung bringen und umgekehrt. Man muß hier, wie bei jeder Schmerzbehandlung, entgegen der sonst in der Medizin üblichen Behandlungsweise probieren, welches Präparat hilft.

9. Antiepileptika

Besonders bei Gesichtsschmerzen gibt man antiepileptisch wirkende Mittel, insbesondere das *Tegretal.* Wirkt dieses nicht, kann man einen Behandlungsversuch mit *Phenhydan* bzw. *Zentropil* oder *Zentromid* machen. Auch diese Medikamente müssen im Einzelfall durchprobiert werden. Wenn sie auch meistens gut vertragen werden, so können sie doch im Einzelfall zu Dauerschäden am Knochenmark oder der Leber führen. Es sind deshalb regelmäßige Blutkontrollen erforderlich. Ihre Wirkungsweise bei Schmerzen ist unbekannt.

Chronische Kopfschmerzen

Wenn jemand länger als 6 Monate Kopfschmerzen hat, spricht man von chronischen Kopfschmerzen. Es sind die häufigsten Schmerzen überhaupt: Etwa fünf Prozent der erwachsenen Bevölkerung sollen an chronischen Kopfschmerzen leiden und mehr oder weniger oft zu Kopfschmerzmitteln greifen.

Schmerzen können von allen Teilen des Kopfes ausgehen, die Schmerzrezeptoren haben: von den Blutgefäßen und Nerven, den Muskeln unter der Kopfhaut und im Nacken und von der Halswirbelsäule, die durch Muskeln und Sehnen eng mit dem Kopf verbunden ist. Die weichen Hirnhäute, die Schädelknochen und das Hirngewebe selbst sind schmerzunempfindlich. Nerven und Gelenke können durch Entzündung und Druck gereizt werden, Gefäße können sich erweitern oder verkrampfen, Muskeln sich verspannen – immer wird Kopfschmerz die Folge sein. Diese Funktionsstörungen können sich kombinieren und zu den unterschiedlichsten Kopfschmerzvarianten führen. Das macht eine Einteilung in ein festes Schema nur bedingt möglich. Ausgeprägte seelische Einflüsse erschweren zudem jeden Vergleich zwischen den einzelnen Kopfschmerzpatienten oder machen ihn unmöglich.

Die Wissenschaft hat zwar viele Theorien über die Kopfschmerzentstehung entwickelt, sie sind aber wenig gesichert, und in der Praxis brauchbare Behandlungsverfahren lassen sich daraus nur relativ selten ableiten. *Die meisten Kopfschmerzen sind Zeichen einer leib-seelischen (psychosomatischen) Störung der ganzen Person.*

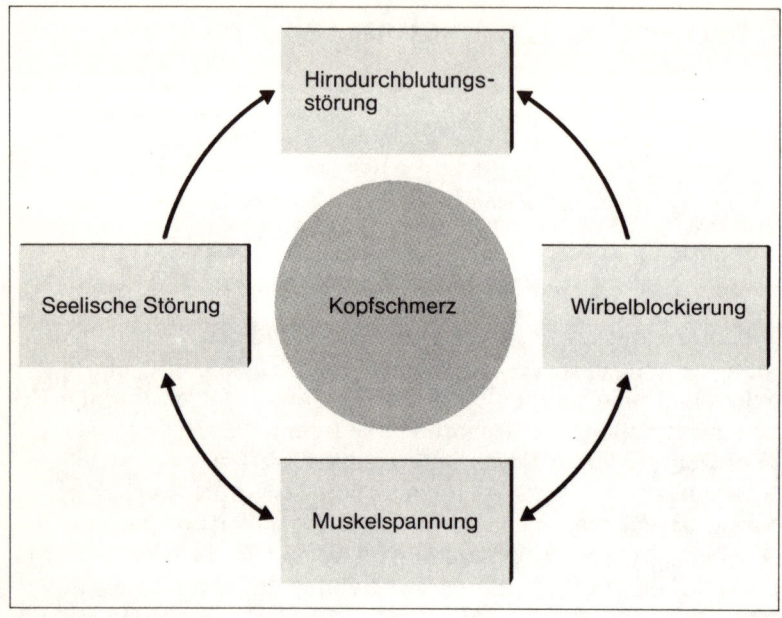

Abbildung 11: Die wichtigsten Kopfschmerzursachen und ihre Wechselwirkung.

I. Die anfallsartigen Kopfschmerzen

1. Die Migräne

a) Die Blutversorgung des Hirns

Die Blutgefäße des Schädelinneren verzweigen sich vorn von der Halsschlagader und hinten von der Wirbelarterie, die im Schutz der Wirbelsäule verläuft. Die beiden Arterienpaare stehen durch größere und kleine Äste in enger Verbindung und garantieren so eine gleichbleibende Durchblutung des Gehirns. Sie wird durch vegetative Nervenfasern gesteuert, die jedes Blutgefäß bis in seine kleinsten Verästelungen begleiten. Ihre Erregung führt zu einer Gefäßverengung und damit zu einer Durchblutungsminderung. Hört die Erregung auf, erweitert sich das Gefäß aufgrund seiner Elastizität wieder von selbst.

Krankhafte Störungen der Hirndurchblutung lösen recht charakteristische Schmerzen aus. Sie treten anfallsartig auf, sind überwiegend halbseitig und pochen mit jedem Pulsschlag. Übelkeit bis zum Erbrechen ist eine häufige Begleiterscheinung.

b) Der Migräneanfall

Migränekopfschmerzen machen etwa die Hälfte aller chronischen Kopfschmerzen aus. Frauen sind häufiger betroffen als Männer. Die Schmerzen beginnen nicht selten schon im Schulalter und können in der Pubertät wieder aufhören; öfter fangen sie aber erst in der Pubertät an. Bauchkrämpfe und Reisekrankheit können im Kindesalter Vorläufer der Migräne sein. Mit den Wechseljahren und oft vorübergehend in der Schwangerschaft hören die Anfälle wieder auf. Eine erbliche Belastung, vor allem in der weiblichen Linie einer Familie, haben zwei Drittel der Migränepatienten. Meistens wachen die Kranken mit pulsierenden Schmerzen um die Augen herum oder in der Stirn-Schläfengegend auf, die im Ver-

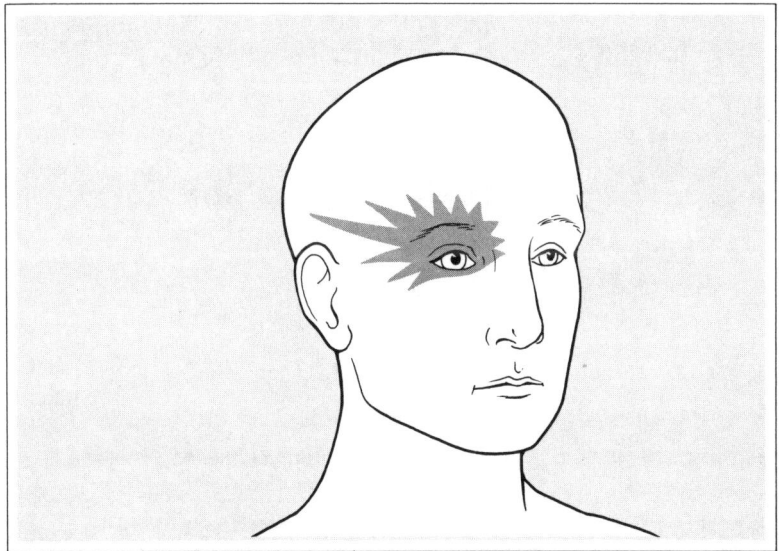

Abbildung 12: Schmerzausstrahlung beim Migräneanfall.

laufe des Tages auch zum Nacken ausstrahlen können. Sie sind in der Mehrzahl einseitig und oft begleitet von Übelkeit. Nach 2 – 4 Stunden erreicht der Anfall seinen Höhepunkt, um dann im Laufe des Tages allmählich abzuklingen. Erschöpft fallen die Patienten dann in den Schlaf. Tagsüber liegen manche von ihnen in einem abgedunkelten Zimmer, weil Licht den Augen weh tut und die Schmerzen verschlimmert. Die Anfälle können sich ein- bis zweimal wöchentlich wiederholen oder treten zur Zeit der Monatsblutung auf oder kehren nur ein- bis zweimal jährlich wieder.

Fallbericht:
Eine 35jährige Patientin leidet seit ihrer Schulzeit zur Zeit der Monatsblutung an meist rechtsseitigen Migräneanfällen, selten sind sie linksseitig. Die Schmerzen sitzen in Stirn und Schläfe und strahlen gelegentlich in den Hinterkopf aus. Die Anfälle erreichen nach etwa 4 Stunden ihren Höhepunkt und werden von starker Übelkeit begleitet. Alkohol und Wetterwechsel wirken auslösend, Aufregung dagegen nur selten. In der ersten Schwangerschaft war die Migräne weg, in der zweiten jedoch nicht. *Migränezäpfchen* helfen gut, sofern sie rechtzeitig genommen werden.
Hier handelt es sich um eine typische Migräne in leichter Form, die Patientin braucht selten ärztliche Hilfe, besondere Behandlungsmethoden sind nicht notwendig.

Beginn:	in der Jugend, häufiger bei Frauen
Schmerzcharakter:	anfallsweise, pochend
Anfallshäufigkeit:	1 – 4 (– 8)mal monatlich
Anfallsdauer:	1 – 3 Tage, nur tagsüber
Schmerzlokalisation:	Stirn und Schläfe, häufiger einseitig
Ausstrahlung:	zum Nacken
Begleiterscheinung:	Lichtscheu, Übelkeit und Erbrechen, eventuell Augenflimmern vor dem Anfall
Auslöser:	Periode, Alkohol, Wetteränderung, Streß

Tabelle 7: Die Symptome der Migräne.

Patienten, die nur selten Migräneanfälle haben, leiden nicht selten zwischenzeitlich an anderen, gleichbleibenden Kopfschmerzen, die nicht den typischen an- und abschwellenden Charakter der Migräne haben, die nicht pulsieren und auch nicht von stärkerer Übelkeit begleitet werden. Die Schmerzen sind mehr diffus, oft beidseitig und ziehen sehr häufig in den Nacken. Die Nackenmuskeln sind fast immer verspannt. Dieser Spannungskopfschmerz wird weiter unten noch näher besprochen. Meist können die Patienten die beiden Kopfschmerztypen deutlich voneinander trennen.

Fallbericht:
Eine 28jährige Patientin leidet seit 10 Jahren an Kopfschmerzanfällen, die einmal wöchentlich auftreten, ausschließlich in der Stirngegend lokalisiert und oft doppelseitig sind. Daneben besteht ein schwacher Dauerkopfschmerz, eher ein Kopfdruck, der bandförmig den Kopf umschließt und durch Alkoholgenuß und bei Wetterwechsel stärker wird. *Mutterkornpräparate* helfen nur bei den anfallsweisen Kopfschmerzen, die Patientin kommt wegen Zunahme der Beschwerden im letzten halben Jahr. Nach Behandlung mit *Biofeedback* verschwindet der Dauerschmerz völlig, die Migräne tritt seitdem viel seltener auf.

c) Was löst eine Migräne aus?

1. Wettereinflüsse, zum Beispiel ein nahendes Tiefdruckgebiet, Föhneinbruch oder Gewitter.
2. Der Genuß von Rotwein, Schokolade und bestimmten Schimmelkäsen, welche biogene Amine enthalten. Auch glutamathaltige Gewürze, wie sie in chinesischen Restaurants verwendet werden, können Migräne auslösen.
3. Hormonelle Schwankungen z. Zt. der Periode.
4. Jegliche Form von Aufregung, freudige Erregung ebenso wie Streßsituationen mit körperlicher oder seelischer Belastung. In den Ferien bleiben die Anfälle oft aus – wenn nicht der Streßfaktor in Person des Partners mitreist.

d) Gibt es eine Migränepersönlichkeit?

Es ist oft versucht worden, eine besondere Migränepersönlichkeit zu beschreiben. In der Tat sieht man immer wieder Patienten, auf die Teile dieser Beschreibung zutreffen. Häufiger erscheinen Migränepatienten aber psychisch zunächst unauffällig.

Der typische Migränekranke soll eine Mutter haben, welche die Familie beherrscht, aber sie ist ohne Herzlichkeit und zwanghaft ordnungsliebend. Dem Kind wird ein gesteigertes Leistungsbedürfnis mit einer Neigung zum Perfektionismus anerzogen. Es will alles besonders gut machen, um der Mutter zu gefallen oder Schelte zu vermeiden. Dies führt im Laufe der Zeit zur Überforderung und erhöhter Streßanfälligkeit. Migränepatienten sind leicht schwankend in ihren Stimmungen, fühlen sich leicht mißverstanden und ungerecht behandelt. Sie neigen dazu, seelische Konflikte körperlich auszudrücken. Sie sind nach außen lieb und sanft und können ihre Aggressionen nicht recht loswerden. Zusätzlicher Streß, die Periodenblutung oder ein Gewitter lösen dann den Migräneanfall aus.

e) Welche Migränearten gibt es?

Es gibt enorm viele Varianten der Migräne. Vom typischen Anfall mit seinen an- und abschwellenden Schmerzen gibt es alle Übergänge bis hin zum gleichbleibenden Spannungskopfschmerz. Die zur Definition der Migräne geforderte Halbseitigkeit ist nur bei zwei Dritteln der Patienten deutlich. In anderen Fällen beginnt der Schmerz halbseitig, geht aber im Laufe des Tages auf die andere Seite über. Auch das Pulsieren des Schmerzes, das durch Schwankungen in der Hirndurchblutung entsteht, ist durchaus nicht immer ausgeprägt.

f) Die Symptome der klassischen Migräne

Bei 10 Prozent aller Migränepatienten tritt das Krankheitsbild der klassischen Migräne auf. Sind die bisher geschilderten Symptome der Migräne vorhanden, spricht man von der »gewöhnlichen« Migräne. Die klassische Migräne ist dagegen durch eine Vorphase mit Sehstörungen, eine strengere Halbseitigkeit der Kopfschmerzen und ein ausgeprägteres Krankheitsgefühl gekennzeichnet.

Der Anfall beginnt aus vollem Wohlbefinden mit sogenannten Flimmerskotomen. Dabei sieht der Patient punkt- bis strichförmige Lichterscheinungen vor den Augen, die manchmal von Übelkeit begleitet werden. Die Vorphase hält bis zu einer halben Stunde an. Sie wird durch eine Verengung von Blutgefäßen innerhalb des Hirns verursacht. Die Patienten sind dabei extrem blaß.

Bis zu 20 Minuten nach Abklingen der Sehstörungen beginnt der eigentliche Migränekopfschmerz. Dabei sind die Blutgefäße innerhalb und außerhalb des Gehirns nicht mehr verengt, sondern weit gestellt. Der Kopfschmerz ist überwiegend einseitig und erreicht seinen Höhepunkt nach 1 – 2 Stunden. Der Schmerzcharakter ist bohrend und pulsierend, Licht wird als schmerzhaft empfunden. Die Schmerzen sind um die Augen und in der Stirn- und Schläfenregion am stärksten oder werden ausschließlich dort empfunden. Dem Patienten ist meist sehr übel, und er erbricht. Nach 6 – 12 Stunden endet der Anfall in tiefer Erschöpfung.

Fallbericht:
Ein 50jähriger Jurist leidet seit der Pubertät an seitenwechselnden Kopfschmerzattacken, denen eine Stunde vorher Flimmern vor den Augen vorausgeht. Die Schmerzanfälle werden von Übelkeit bis zum Erbrechen und Lichtscheu begleitet. Er muß dann den ganzen Tag das Bett hüten. Alkohol und Genuß bestimmter Käsesorten wirken auslösend, ebenfalls psychische Belastungen. Der Patient mußte seinen Beruf als selbständiger Anwalt aufgeben, nachdem alle vorhergehenden Behandlungsversuche erfolglos blieben. Nach einer *Akupunktur*behandlung hörten die Anfälle jedoch fast gänzlich auf und kommen seit 5 Jahren nur noch ein- bis zweimal jährlich wieder.

Alle Theorien über die Entstehung der Migräne orientieren sich an dieser, eher seltenen klassischen Migräne. Sie sind experimentell schwer nachprüfbar und beruhen eher auf Erfahrung und Beobachtung an Einzelfällen. Einigkeit besteht darüber, daß Störungen des Blutkreislaufes im Hirn zur Migräne führen. Ungewiß bleibt aber, wodurch derartige Gefäßstörungen ausgelöst werden und welche Hirngebiete betroffen sind. Wahrscheinlich spielen dabei Neurotransmitter, besonders das Serotonin eine Rolle. Auch ein Übertritt von schmerzauslösenden Substanzen aus dem Blut in die Hirnflüssigkeit und andere komplizierte Mechanismen werden diskutiert. Sie könnten über eine Wirkung an den schmerzhemmenden Schaltstellen (Synapsen) der Nervenfasern im Gehirn zu einer kurzdauernden Senkung der Schmerzschwelle und damit zu einem Migräneanfall führen.

g) Die Behandlung der Migräne

Medikamentöse Methoden

Im Anfall

*Mutterkorn*präparate, z. B. *Cafergot P.B.*-Zäpfchen oder *Ergotamin Medihaler* als Inhalation.
Salicylate, z. B. 1 – 2 Tabletten *Aspirin* (nicht bei Blutungsneigung und bei Magengeschwür).
Paracetamol, z. B. 1 – 2 Tabletten *Benuron*.
Metoclopramid Tropfen gegen Übelkeit.

Merke: Keine barbiturathaltigen Mittel,
keine phenacetinhaltigen Mittel,
keine Mischpräparate,
keine Dauerbehandlung!

Vorbeugend
Abkömmlinge von *Mutterkorn*präparaten, z. B. *Dihydergot retard* oder *DETMS retard.*
Betablocker, z. B. *Dociton, Solgol mite*
Serotonin Antagonisten, z. B. *Sandomigran* und *Deseril retard.*
Antiepileptica, z. B. *Tegretal* und *Zentromid* als Versuch.
Calciumantagonisten, z. B. *Sibelium* als Versuch.
Clonidin, z. B. *Catapresan* als Versuch.
   Die Medikamente können in dieser Reihenfolge eingesetzt werden, man kann sie auch teilweise miteinander kombinieren.

Zur Unterstützung
Muskelentspannende Mittel, z. B. *Muskel Trancopal* als Zäpfchen.
Tranquilizer, z. B. *Tranxilium* Kapseln; jedoch nur vorübergehend in Phasen starker psychischer Spannung.
Antidepressiva in geringer Dosis abends.

Nicht-medikamentöse Methoden

Akupunktur:
Sie ist oft erfolgreich. Die Migräne verschwindet nicht selten für ein bis mehrere Jahre, manchmal für immer. Wie bei einer Auffrischimpfung für Pocken wird dann eine neue Behandlung durchgeführt mit gleicher Wirkungsdauer.

74

Therapeutische Lokalanaesthesie:
Stellatumblockaden (Blockaden der vegetativen Nervengeflechte im Halsbereich): Sie sind oft erfolgreich, ähnlich der Akupunktur. Blockaden der obersten Nervenwurzeln bei ihrem Austritt aus der Wirbelsäule, therapeutische Lokalanaesthesie in Triggerpunkte. Vorübergehende Erfolge bei Verspannung der Nackenmuskulatur bzw. Wirbelblockierung mit Nackenschmerz in Kombination mit Migräne (Mischkopfschmerz).

Manuelle Therapie: Nur bei zusätzlicher Wirbelblockierung mit Nackenschmerz.

Transkutane Nervenstimulation:
Hat nur gelegentlich und vorübergehend Erfolg.

Bindegewebsmassagen:
Helfen bei Muskelverspannung.

Biofeedback:
Als Versuch.

Zur psychischen Entspannung:
Autogenes Training.
Transzendentale Meditation.
Yoga.

Allgemeine Maßnahmen:
Kein Kaffee auf nüchternen Magen
Nicht lange schlafen, früh aufstehen
Salinische Abführmittel, z. B. Karlsbader Salz
Abends nicht viel essen und trinken
Kein Alkohol

2. Der Cluster-Kopfschmerz

Anfallsweise Kopfschmerzen werden auch bei einem anderen Leiden gesehen, das im Gegensatz zur Migräne vorwiegend bei Männern auftritt und auch den Gesichtsschmerzen zugerechnet werden kann. Die Anfälle verlaufen in Schüben oder Phasen (englisch: *cluster*), um dann so plötzlich aufzuhören, wie sie gekommen sind. Nach dem Arzt, der die Krankheit zuerst beschrieben hat, wird sie auch *Morbus Horton* genannt.

Beginn:	Jugend oder Erwachsenenalter, meist bei Männern
Schmerzcharakter:	anfallsweise, bohrender Schmerz
Anfallshäufigkeit:	schubweise für Tage und Wochen
Anfallsdauer:	mehrere Anfälle über Stunden, meist nachts
Schmerzlokalisation:	Auge, immer einseitig
Ausstrahlung:	Schläfe, Wange, hinter das Ohr, Nacken
Begleiterscheinung:	Tränen der Augen, Nasensekretion, Schwitzen im Gesicht
Auslöser:	Alkohol

Tabelle 8: Die Symptome des Cluster-Kopfschmerzes.

Auslösend ist nicht eine Störung des Hirnkreislaufes, sondern eine plötzliche Gefäßerweiterung im Versorgungsgebiet der äußeren Halsschlagader, welche zum Gesicht und den äußeren Teilen des Schädels zieht. Eine Fehlsteuerung vegetativer Nerven im Halsbereich und eine krankhafte Vermehrung von Neurotransmittern (u. a. Serotonin) sind daran ursächlich beteiligt. Die genauen Zusammenhänge sind jedoch unbekannt. Das Krankheitsbild ist sehr selten, aber auch sehr typisch: Die Patienten wachen plötzlich auf, oft vor Mitternacht, mit immer einseitigen Schmerzen hinter dem Auge und in der Schläfe. Sie strahlen gelegentlich in die Wange, den Oberkiefer, hinters Ohr und in den Nacken aus. Dabei tränt das Auge, die Nase läuft, Schweiß bildet sich auf der gleichseitigen geröteten Gesichtshälfte. Die Patienten sind unruhig und rennen buchstäblich mit dem Kopf gegen die Wand, weil der Schmerz nicht auszuhalten ist. Übelkeit und Erbrechen sind jedoch selten. Der Anfall dauert 15 Minuten bis zu 1 Stunde, kann sich aber in einer Nacht mehrfach wiederholen und hört dann schlagartig wieder auf. Er ist durch einfache Schmerzmittel nicht zu beeinflussen.

Die Schmerzanfälle verlaufen in Phasen, verstärkt in Frühjahr und Herbst. Monate und Jahre ohne Schmerzen können dazwischen liegen. Typischerweise werden sie durch Alkoholgenuß ausgelöst.

Fallbericht:
Ein 37jähriger Patient hat seit drei Jahren linksseitige Schmerzen um das Auge, die pünktlich am Abend gegen 23 Uhr nach dem Hinlegen beginnen, eine halbe Stunde anhalten und sich noch zwei- bis dreimal in der Nacht wiederholen. Sie treten drei Tage hintereinander auf. Dazwischen liegen ein bis zwei Tage ohne Schmerzen. Während des Anfalls schwillt die Schläfenader an, das linke Auge tränt, die Nase läuft und das Gesicht schwitzt. Dazu besteht starkes Herzklopfen. Die Schmerzen sind kaum auszuhalten, so daß der Kranke dann opiatähnliche Mittel einnehmen muß. In den ersten drei Jahren war er zweimal für fast ein halbes Jahr beschwerdefrei. Bei Beginn der Behandlung halten die Schmerzanfälle jedoch schon zehn Wochen lang an. Der Patient mit dem Aussehen und dem Auftreten eines John Wayne schildert sich selbst als sehr empfindsam.
Behandlungsversuche mit *Mutterkorn*präparaten, *Betablokkern, Antiepileptika, Deseril retard, Akupunktur* und *Nervenblockaden* halfen überhaupt nicht. Unter *Sandomigran* und einem *Antidepressivum* abends ist der Patient nun jedoch schon seit drei Jahren fast beschwerdefrei. Leichte Anfälle treten nur noch gelegentlich nach Alkoholgenuß auf.

Viele Patienten haben ein »löwenartiges« Aussehen. Kennzeichnend sind dabei tief eingekerbte Gesichtslinien und tiefe Querfalten der Stirn mit einer orangenartigen, groben Hautstruktur. Es sind oft ausgesprochen männlich wirkende Gesichter.
Im Gegensatz zu ihrem Macho-Aussehen haben die Patienten eher ein weiches Gemüt. Sie sind sensible Wesen, die wie Draufgänger aussehen und so zu leben versuchen. Wenn sie dann zwangsläufig in Konflikte kommen, brechen die Kopfschmerzen aus, und sie wüten während des Anfalls »wie die Löwen«.

Die Behandlung des Cluster-Kopfschmerzes

Im Anfall

*Mutterkorn*präparate, z. B. *Cafergot P. B.*-Zäpfchen 2 Stunden vor Beginn des Anfalls (der meist pünktlich zur immer gleichen Zeit einsetzt) oder

Ergotamin Medihaler 3 Hübe im Abstand von 5 Minuten bei Anfallsbeginn.
Medizinischer Sauerstoff, 7 Liter in 15 Minuten, soll den Anfall sofort beenden. Entsprechende Apparaturen kann man kaufen.
Die Injektion *cortisonhaltiger Mittel* bleibt dem Arzt vorbehalten.

Zur Vorbeugung
Serotoninantagonisten: Sandomigran, wenn dieses nicht hilft – *Deseril retard.*
Ergotamin Medihaler zusammen mit *Cortison*-Tabletten.
Lithium-Präparate als Versuch, bei Patienten über 45 Jahre.
Betablocker, z. B. *Dociton* als Versuch.
Antiepileptika, z. B. *Tegretal* als Versuch.

Die bei der Migräne zusätzlich zu diesen Behandlungsmaßnahmen angewendeten Mittel oder Methoden wie *Analgetika, Akupunktur, Nervenblockaden* und *Biofeedback* sind beim Cluster-Kopfschmerz nutzlos.

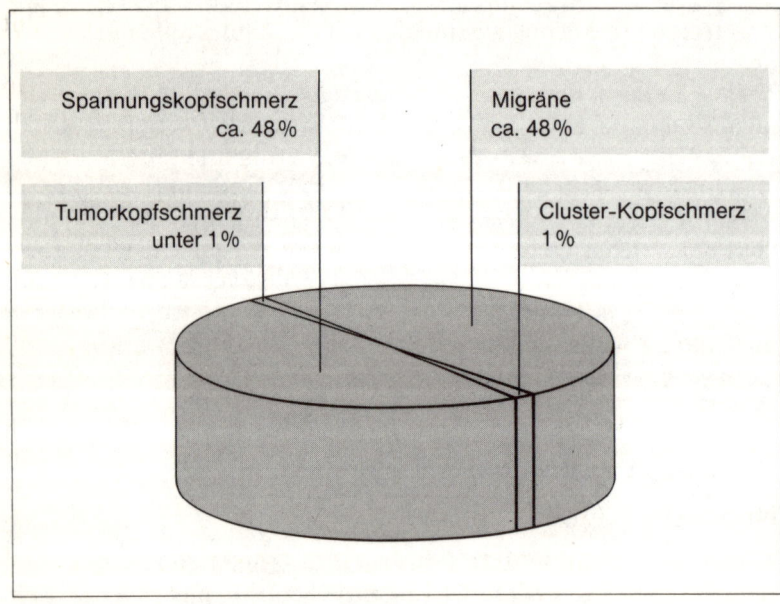

Abbildung 13: Die prozentuale Verteilung der wichtigsten Kopfschmerztypen.

II. Der Spannungskopfschmerz

Migränekopfschmerzen machen gut gerechnet eine Hälfte, Spannungskopfschmerzen die andere Hälfte aller Kopfschmerzen aus. Im Gegensatz zur Migräne treten Spannungskopfschmerzen nicht anfallsweise auf, sondern bleiben gleichförmig über ein oder mehrere Tage bestehen. Störungen des Hirnkreislaufes spielen dabei eine eher untergeordnete Rolle. Die Schmerzen pochen deshalb auch nicht. Spannungskopfschmerzen sind immer Mischformen, die auf einer Verkettung verschiedener Ursachen beruhen: auf Funktionstörungen im oberen Drittel der Halswirbelsäule, Spannungszuständen der Nackenmuskulatur und psychischen Einflüssen.

Der Arzt wird im einzelnen Krankheitsfall versuchen, die jeweils überwiegende Kopfschmerzursache durch genaue Befragung und Untersuchung herauszufinden. Dies ermöglicht dann eine gezielte Behandlung.

1. Kopfschmerzen, die von der Wirbelsäule ausgehen

a) Einige Besonderheiten der Halswirbelsäule

Die oberen Bewegungssegmente der Halswirbelsäule (Wirbel mit zugehörigen Wirbelgelenken und Bändern) haben eine besondere Funktion: Sie drehen, beugen oder strecken den Kopf und werden mit dem Hinterkopf durch Bänder und Muskeln verklammert. Der Kopf pendelt fortwährend in einer Mittellage, die Kopfhaltung wird ständig unbewußt korrigiert. Sie ist für ein bestimmtes Individuum jeweils sehr typisch. Mit ihr kann man, wie mit der Mimik und Gestik, auch ohne Worte viele Affekte wie Zustimmung, Ablehnung, Zweifel, Aufmerksamkeit und Erschrecken ausdrükken. Eine dauernde Fehlhaltung des Kopfes aus psychischen Gründen (Halsstarrigkeit) oder bei der Arbeit führt zu einer Störung der Funktion der Wirbelgelenke und zur Verspannung der Nackenmuskulatur.

Die obersten drei Wirbel unterscheiden sich auch anatomisch durch ihren Bau von den übrigen Wirbeln, eine kleine Bandscheibe gibt es nur zwischen dem 2. und 3. Wirbel. Die sonst an der Wirbelsäule häufigen Verschleißerscheinungen spielen hier keine Rolle, Fehlbildungen der Wirbel sind selten. Jeder Wirbel hat mehrere Gelenke, mit denen sich die Wirbel gegeneinander verschieben (s. Abb. 23). Sie sind ebenso wie die Ansatzstellen der

Muskeln und Sehnen an den Wirbeln und am Hinterkopf reich mit sensiblen Rezeptoren versehen, deren Impulse dem Gehirn in jedem Moment Signale über die Stellung des Kopfes geben. Viele dieser Rezeptoren reagieren auf Schmerz, mechanischen Druck und andere Reize gleichzeitig (multimodale Rezeptoren).

b) Wie entsteht eine Wirbelblockierung?

Sehr häufig sind Blockierungen der Wirbelgelenke durch lokale Entzündungszustände, wodurch die Verschieblichkeit der Wirbel verlorengeht. Sie sind die Folge einer Störung des vegetativen Grundsystems (s. S. 28). Zunächst bildet sich eine lokale Verquellung des Bindegewebes, der Gelenkkapseln und der Bänder aus, welche die Gelenke mit ihrer Umgebung verspannen. Dadurch entsteht ein Schmerzreiz, der durch Umschaltung im Rückenmark zu einer Verspannung der Muskulatur im Nacken führt. Wenn die lokale Reizung anhält, springen Schmerzreize auf vegetative Nervenfasern über, welche die Äste der Wirbelarterie auf ihrem Weg ins Schädelinnere begleiten, und führen hier zu Durchblutungsstörungen. Durch Ausbreitung der Schmerzimpulse auch auf periphere Nerven verspannt sich schließlich die gesamte Hals- und Nackenmuskulatur: Entlang der Muskeln, die unter der Kopfhaut liegen, strahlt der Schmerz über den ganzen Schädel aus.

Hauptursache einer Wirbelblockierung ist eine chronische Fehlbeanspruchung bei der Arbeit oder beim Sport. Sie kann auch durch seelische Störungen ausgelöst werden. Etwas ungenau spricht man auch von einer zervikalen Migräne, wissenschaftlich genauer von einem oberen Zervikalsyndrom (siehe Abb. 14).

c) Die Symptome der Wirbelblockierung

Kopfschmerzen durch Wirbelblockierung werden oft durch falsches Liegen während der Bettruhe ausgelöst. Der Patient wacht morgens vorzeitig damit auf. Die Schmerzen beginnen meist einseitig und wechseln im Laufe des Tages oder am nächsten Tag auf die andere Seite über. Die Muskeln des Nackens und auch der Schultern sind mehr oder minder verspannt, der Kopf kann nicht vollständig zur Seite gedreht werden. Manche Patienten wachen nachts mit einem Kribbeln im Arm oder nur in den Fingern auf und haben morgens das Gefühl einer Schwellung in den Händen. Dies ist ein Zeichen dafür, daß auch die untere Halswirbelsäule gestört ist. Wenn zusätzlich Schlafstörungen auftreten und der Patient deprimiert aufwacht, ist eine seelische Mitursache sehr wahrscheinlich. Wetteränderungen, die Periodenblutung bei Frauen und vor allem Alkoholgenuß am Abend vorher sind zwar nicht Ursache solcher Kopfschmerzen, können aber auslösend wirken.

Fallbericht:
Eine 30jährige, pflichtbewußte, fleißige, sehr ordentliche Frau hat seit zehn Jahren gelegentlich Kopfschmerzen bei Aufregung. Sie haben sich vor zwei Jahren verschlimmert, seitdem sie ihrem Mann beim Umbau eines alten Hauses monatelang geholfen hatte. Sie hatte sich sehr gegen den Kauf des Hauses wegen der damit verbundenen hohen Verschuldung gesträubt. Die Schmerzen treten an jedem Wochenende auf, beginnen im Nacken und strahlen im Laufe des Tages beidseits über den Scheitel aus, begleitet von Übelkeit. Die Untersuchung ergibt eine deutliche Verdickung der Haut quer über den Hinterkopf am Ansatz der Nackenmuskeln, die stark verspannt sind. Die Kopfdrehung ist schmerzhaft eingeschränkt, nach links mehr als nach rechts. Der Blutdruck ist sehr niedrig. Nach sechs chiropraktischen Behandlungen und der Verordnung von *DETMS* zur Dauereinnahme treten Kopfschmerzen nur noch bei starker Aufregung auf. Wenn das DETMS weggelassen wird, kommt es jedoch leicht zu Kopfdruck.
Hier hatten ungewohnte körperliche Belastung und wohl auch Konflikte im Rahmen des Umbaues über eine Muskelverspannung zu einer chronischen Wirbelblockierung geführt. Eine zusätzliche Durchblutungsstörung wird durch DETMS in Grenzen gehalten.

d) Der Schulkopfschmerz

Von der Wirbelsäule gehen auch die Schulkopfschmerzen aus, die durch das Arbeiten mit ständig vorgeneigtem Kopf entstehen. Dadurch kommt es zu einer Zerrung der Bänder, die die Halswirbel miteinander verklammern. Sie können sich allmählich dehnen, so daß die obersten Halswirbel übermäßig beweglich werden. Sie werden sozusagen wackelig und lösen dann Schmerzen aus, die sehr oft in die Stirn ausstrahlen.

e) Wie erkennt man wirbelsäulenbedingte Kopfschmerzen?

Kopfschmerzen, die von der Halswirbelsäule ausgehen, kann man am besten durch gründliche Befragung erkennen. Treibt der Patient Sportarten, die mit Köpfen, Rollen bei Bodenturnen, Turmspringen, Ringen und Boxen verbunden sind, wird man an eine Schädigung der Wirbelsäule denken. Fehlhaltungen kann der Patient durch Selbstbeobachtung feststellen, er muß nur darauf hingewiesen werden. Seelische Ursachen sind durch Befragung schwer abzugrenzen, weil sie dem Patienten selbst oftmals unbekannt sind. Es handelt sich meist um verdrängte Gefühle und Konflikte, die sich über den Körper Ausdruck verschaffen.

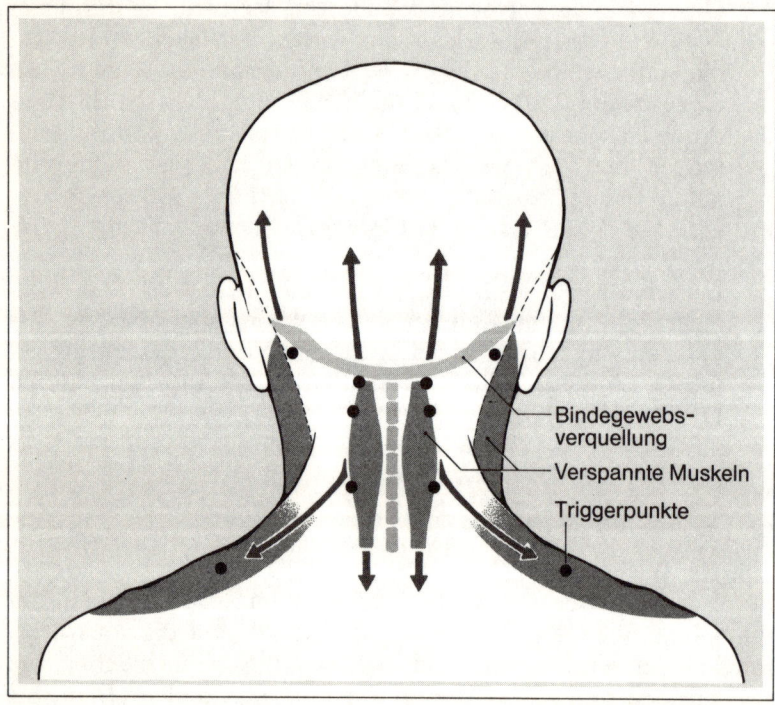

Abbildung 14: Schmerzhafte (Trigger-)Punkte und Schmerzausstrahlung bei Nackenkopfschmerzen durch Wirbelblockierung und Muskelspannung.

Die Untersuchung des Patienten gibt weitere Hinweise. Die häufigsten Befunde sind:

• Eine schmerzhafte Bewegungseinschränkung der Halswirbelsäule bei Drehung, Beugung oder Streckung, die bei reinen muskelbedingten Kopfschmerzen fehlt.
• Eine tastbare Verdickung durch Verquellung des Unterhautbindegewebes am Hinterkopf.
• Sehr druckschmerzhafte Punkte am Hinterkopf und seitlich der Wirbelsäule.
• Schmerzhafte Muskelstränge seitlich der Halswirbelsäule.

Läßt sich der Kopfschmerz durch sanften Zug am Kopf nach oben vorübergehend bessern, ist eine Störung im Wirbelsäulenbereich wahrscheinlich.

Röntgen- und Laboruntersuchungen sind meist überflüssig.

2. Kopfschmerzen durch muskuläre Verspannung

Jeder Kopfschmerz, gleich welcher Ursache, führt auch zu Angst und Spannung und damit zu einer Verkrampfung der kopfhaltenden Muskeln: Der Kopf wird stillgehalten, wenn er weh tut. Umgekehrt können Angst und seelische Spannung eine Verkrampfung der Nackenmuskeln bewirken. Jede andauernde Verspannung der Muskeln führt zu einer Störung des vegetativen Grundsystems. Dies ist die immer gleichförmige Antwort des Organismus auf einen chronischen Reiz. Ihr wird der Leser noch in weiteren Varianten in den folgenden Kapiteln begegnen.

Die anhaltende Verspannung der Muskeln führt über eine lokale Durchblutungsstörung zu einem tastbaren Ödem des Bindegewebes im Nacken, etwas oberhalb des Haaransatzes. Als Ausdruck einer lokalen Entzündung bilden sich im Gewebe Schmerzsubstanzen (Prostaglandine), welche die Empfindlichkeit der Schmerzrezeptoren senken und den Schmerz verstärken. Die Angst nimmt zu. Hält die Muskelverspannung weiter an, kommt es immer auch zu einer lokalen Reizung der Wirbelgelenke, an denen die tiefen Nackenmuskeln ansetzen (Wirbelblockierung). Nun dreht sich das Karussel des Schmerzes immer schneller. Schließlich strahlt der Schmerz, der aus einer angstvollen Verspannung im Nacken geboren wurde, über den ganzen Kopf und wächst sich zu einem chronischen Spannungskopfschmerz aus.

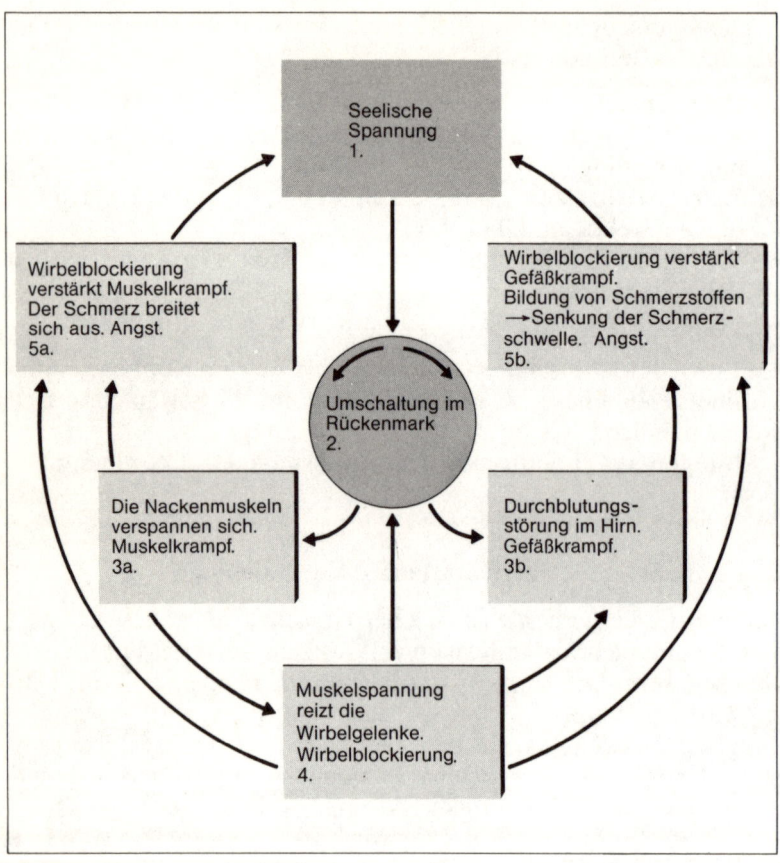

Abbildung 15: Das Feedback des Schmerzes beim Spannungskopfschmerz: Angst nährt Schmerz – Schmerz nährt Angst!

Mehr oder weniger reine muskelbedingte Kopfschmerzen – zunächst ohne Blockierung der Wirbelgelenke und damit ohne schmerzhafte Bewegungseinschränkung – treten besonders bei leistungsorientierten, pflichtbewußten Menschen auf, die ihre Gefühle schwer äußern können und in ihren Auffassungen wenig flexibel sind. Sie geben sich prinzipientreu und werden im wahrsten Sinne des Wortes halsstarrig, wenn die Umwelt gegen ihre Prinzipien verstößt. Dies kann dann zu einer dauernden Verspannung der Halsmuskeln mit den beschriebenen Folgen führen.

Fallbericht:
Ein 58jähriger erfolgreicher Unternehmer hatte vor 14 Jahren erstmals alle 3 bis 4 Wochen ausgeprägte Hinterkopfschmerzen für einen Tag, die über ein Jahr lang wiederkehrten, bis die chronisch entzündeten Mandeln entfernt wurden. Kopfschmerzen blieben dann zunächst für drei Jahre aus. Unter erheblicher beruflicher Belastung begannen dann migräneartige Kopfschmerzen, die alle 4 bis 6 Wochen seither auftreten und immer einseitig sind. Zwei Jahre später Zusammenbruch des Unternehmens, ohne Schuld des Patienten. Dieser prozessiert seither, wobei es ihm weniger um Millionenwerte als um sein Recht geht. In dieser Zeit Beginn von Herzschmerzen und einer Blutdruckerhöhung. Etwa ein Jahr später Beginn von Nackenkopfschmerzen, die beidseits reifenförmig in Schläfe und Stirn ausstrahlen und fast täglich auftreten. Sie verstärken sich mehrmals in der Woche anfallsartig, so daß sie kaum auszuhalten sind, und werden begleitet

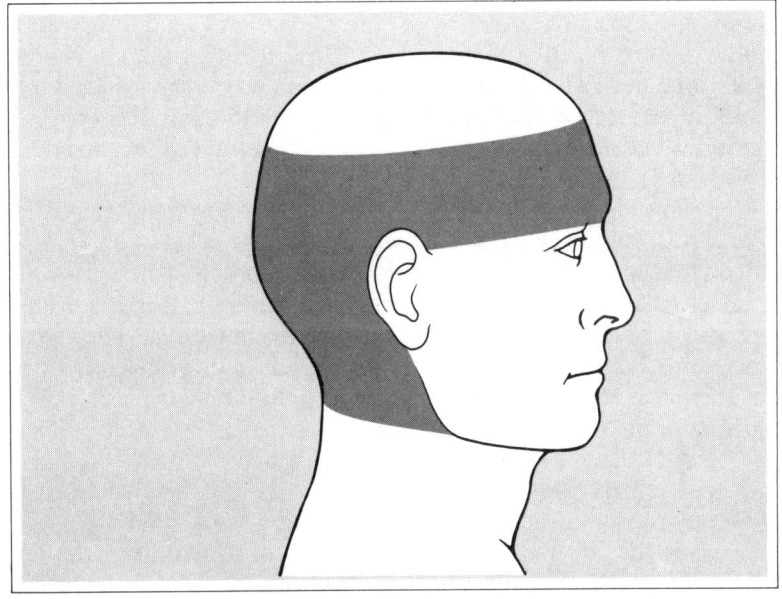

Abbildung 16: Bandförmiger Spannungskopfschmerz, oft doppelseitig-reifenförmig.

von fast unerträglicher Übelkeit sowie Herzrasen und Herzstolpern. Der Patient hat hohen Blutdruck, inzwischen auch EKG-Veränderungen. Alle Kopfbewegungen sind schmerzhaft eingeschränkt, die gesamte Muskulatur von Hals, Nakken und Schultern ist stärkstens verspannt. Der Patient nimmt lediglich *Aspirin* und lehnt jede andere Behandlung ab.

Bei diesem Patienten ist zunächst ein herdbedingter Kopfschmerz aufgetreten, dann ein belastungsabhängiger migräneartiger Kopfschmerz und schließlich ein zunächst muskulär bedingter Spannungskopfschmerz, der sich über den ganzen Kopf und Rücken ausgebreitet und zu einer Wirbelblockierung geführt hat. Dies alles im Kampf um sein Recht.

Im Schmerztyp davon kaum zu unterscheiden sind Kopfschmerzen, die Ausdruck von Konflikten in Ehe und Beruf oder einer depressiven Verstimmung sind. Sie beginnen ganz plötzlich tagsüber und werden wie eine Faust im Nacken empfunden, wenn jemand beispielsweise ein Haus oder einen Raum betritt, in dem sich eine Person befindet, der eigentlich Liebe und Respekt entgegengebracht werden sollte, die er aber innerlich ablehnt. Oder sie treten immer an den Wochenenden auf oder in den Ferien oder nachmittags, wenn der Patient nach Hause kommt und er eigentlich zu seiner Familie lieb und nett sein sollte, ein verdrängter Ehekonflikt dies aber verhindert. Ein massiver Muskelkrampf im Nacken löst jeweils die Kopfschmerzen aus.

Bei diesen phasenhaft und situationsbedingt auftretenden Schmerzen bestehen mehr oder weniger ausgeprägt auch Schlafstörungen, traurige Verstimmung, Freudlosigkeit, Antriebslosigkeit, schnelle Ermüdbarkeit als Ausdruck einer Depression. Männer und Frauen jenseits der 40 sind davon betroffen. Hier wird man keine Schmerzmittel verordnen, sondern angstlösende oder beruhigende Medikamente und auch Techniken zur psychischen Entspannung mit Erfolg einsetzen.

Beginn:	oft in der Jugend
Schmerzcharakter:	Dauerschmerz, nur tagsüber
Häufigkeit:	täglich, mehrmals wöchentlich oder seltener
Dauer:	gleichbleibend, ein bis mehrere Tage
Schmerzlokalisation:	Nacken, oft doppelseitig
Ausstrahlung:	Stirn, Schläfe, ganzer Kopf
Begleiterscheinung:	nervös, mißmutig, eher depressiv
Auslöser:	Streß, psychisch belastende Situationen

Tabelle 9: Die Symptome des Spannungskopfschmerzes.

3. Kopfschmerzen durch erhöhte Streßanfälligkeit (Mischkopfschmerz)

Charakteristische Dauerkopfschmerzen sieht man sehr häufig bei Frauen, die auch an Migräne leiden oder litten. Möglicherweise spielen auch Störungen der Hirndurchblutung dabei eine größere Rolle als bei den vorgenannten Schmerzformen, von denen sie aber keineswegs immer zu trennen sind.

Oft begleiten die Schmerzen einen Kranken über Jahrzehnte von der Jugend bis über die Lebensmitte hinaus. Bei Frauen enden sie zumeist mit den Wechseljahren. Sie sind weniger abhängig von Wettereinflüssen und der Monatsblutung als die Migräne, dafür aber durch jede Art von Streß auslösbar. Vorbedingung ist wahrscheinlich eine besondere Persönlichkeitsstruktur, die durch eine geringe psychische Belastbarkeit charakterisiert ist. Es handelt sich dabei keineswegs um Menschen, die man landläufig als Versager einstufen würde, eher bürden sich solche Patienten ein Zuviel an Leistung auf, bezahlen aber für ihren Erfolg einen hohen Preis.

Die Kopfschmerzen können mehr oder minder fast täglich vorhanden sein. Sie sind oft beidseitig in der Stirn und in der Schläfengegend lokalisiert und strahlen band- oder kappenförmig über den Kopf hinweg in den Nacken aus. Wenn der Patient seine Schmerzen beschreibt, fährt er mit der Hand über den ganzen Kopf. Eine Verspannung im Nacken und im Schulterbereich ist sehr deutlich, auch eine Gelenkblockierung wird man nicht selten nachweisen können.

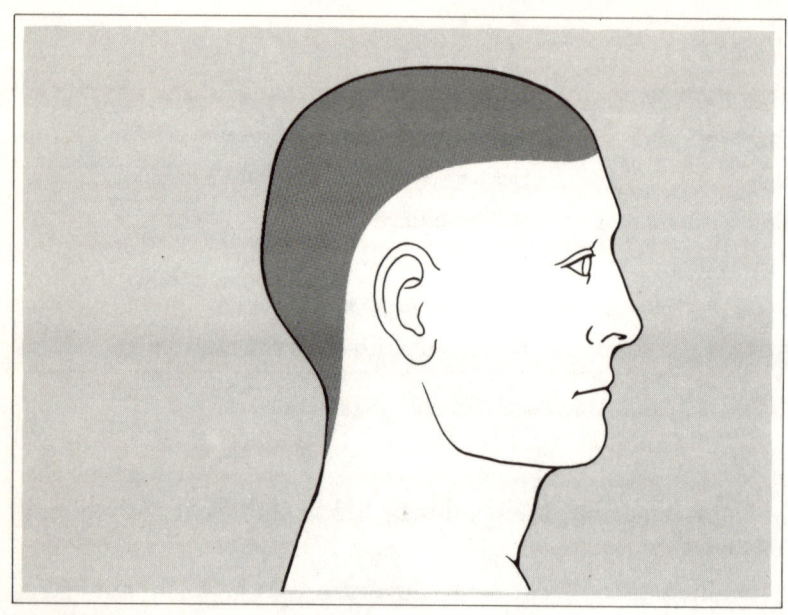

Abbildung 17: Kappenförmiger Spannungskopfschmerz.

Fallbericht:
Ein 49jähriger Patient, dessen Vater ebenfalls an Kopfschmerzen leidet, hat seit 20 Jahren reifenförmige beidseitige
Dauerkopfschmerzen, die von der Stirn über die Schläfe in
den Hinterkopf ausstrahlen und mehrmals wöchentlich auftreten. Zwei- bis dreimal jährlich hat er typische Migräneanfälle. Er ist erfolgreich als leitender Angestellter tätig, geht
ganz in seinem Beruf auf und ist total überlastet. Er nimmt
täglich bis zu sechs Schmerztabletten. Zweimal war ein Tablettenentzug versucht worden, der jedoch jedesmal miß-
lang. Eine psychotherapeutische Behandlung war ebenfalls
erfolglos geblieben. Es werden nun bei dem Patienten nach-
einander therapeutisch *Nervenblockaden, Akupunktur, Chiropraxis, Biofeedback* und medikamentös *Serotoninantagonisten* eingesetzt, jedoch ohne irgendeine Wirkung auf die
Kopfschmerzen. Schließlich gelingt ein erneuter Tablettenentzug unter *Akupunktur.* Der Patient ist jetzt mit einem *Betablocker* und einem *Antidepressivum* befriedigend einge-

88

stellt und hat nur noch selten stärkere Kopfschmerzen. Dieser günstige Ausgang ist jedoch bei Mischkopfschmerzen eher selten.

Es sind dies wohl diejenigen Kopfschmerzen, die am häufigsten zu einem Tablettenmißbrauch führen, einmal deswegen, weil sie Tag für Tag wiederkehren, und zum anderen, weil sie an bestimmte Persönlichkeitsmerkmale gebunden sind, die kaum zu ändern sind. Die Heilungsaussichten sind häufiger mit keiner der nachfolgend geschilderten Behandlungsmethoden sehr gut.

4. Wie werden Spannungskopfschmerzen behandelt?

Medikamentöse Methoden

Analgetika, z.B. *Aspirin* nur bei selten auftretenden Schmerzen.
Muskelrelaxantien, z.B. *Muskel Trancopal* bei Muskelverspannung und nur nach Bedarf.
Tranquilizer, z.B. *Librium* oder *Tranxilium* über Wochen bis Monate, wenn Angst und Spannungszustände deutlich sind.
Antidepressiva, z.B. *Tofranil,* evtl. kombiniert mit *Neuroleptika,* z.B. *Haloperidol,* wenn eine psychische Verursachung wahrscheinlich ist. Auch zur Dauerbehandlung geeignet.
Betablocker, z.B. *Dociton* oder *Solgol mite* als Versuch bei allen Formen von Dauerkopfschmerzen, auch zur Dauerbehandlung geeignet.
Serotoninantagonisten, z.B. *Sandomigran* oder *Deseril retard* als Versuch, jedoch wegen der stärkeren Nebenwirkungen nur, wenn andere Behandlungsmaßnahmen erfolglos sind.
Abkömmlinge von *Mutterkorn*präparaten, z.B. *DETMS retard* als Basistherapie bei niedriger Blutdruckeinstellung.

Nicht-medikamentöse Methoden

Akupunktur: Häufig guter Erfolg. Sollte immer versucht werden.

Stellatumblockaden: Häufig guter Erfolg, man kann sie anwenden, wenn Akupunktur nicht hilft oder umgekehrt.

Biofeedback: Gute Erfolge, jedoch zeitlich und technisch sehr aufwendig.

Transkutane Nervenstimulation: Schlechte Dauererfolge.

Bindegewebsmassagen: Zur Muskelentspannung von Zeit zu Zeit.

Krankheit	Schmerzursache	Behandlung
Spannungskopfschmerz	psychosomatisch	Nervenblockaden, Akupunktur, Biofeedback. Entspannungstechniken.
Atypischer Gesichtsschmerz	unbekannt, psychische Mitursache	Antidepressiva, Neuroleptika, Antiepileptika. Akupunktur als Versuch. Entspannungstechniken.
Zoster-Neuralgie	Zerstörung von Nerven-gewebe durch Virus-infektion	Antidepressiva, Neuroleptika. Nervenblockaden und Akupunktur als Versuch. Neurochirurgischer Eingriff gelegentlich.
Phantomschmerz	Nervendurchtrennung. Psychische Teilursache	Elektrische Hinterstrangstimulation. Nervenblockaden, Akupunktur und TNS als Versuch. Entspannungstechniken.
Zustand nach Brustoperation mit Nachbestrahlung	Zerstörung von Nerven-gewebe	Antidepressiva, Neuroleptika. Nervenblockaden als Versuch.
Anaesthesia dolorosa	Zerstörung von Nerven-gewebe	Antidepressiva, Neuroleptika. Neurochirurgischer Eingriff, wenn möglich.

Starke Schmerzmittel sind manchmal nicht zu umgehen: Keine Mischpräparate! Schmerzmittel wechseln!

Tabelle 10:   Krankheiten, die besonders häufig zu Tablettenmißbrauch führen.

Psychische Entspannung:

Autogenes Training
Transzendentale Meditation
Yoga
Psychotherapie (Gesprächstherapie, Verhaltenstherapie) in geeigneten Fällen, besonders bei situationsbedingten, phasenhaft auftretenden Schmerzen.

III. Kopfschmerzen durch Tablettenmißbrauch

Bis zu 10 Prozent aller Kopfschmerzkranken leiden an Schmerzen, die durch einen Mißbrauch von Schmerzmitteln verursacht werden. Dieser Kopfschmerztyp entwickelt sich unmerklich aus Spannungskopfschmerzen, wie sie für Streßanfällige im vorhergehenden Abschnitt beschrieben wurden. Sie sind anfangs durch eine Schmerztablette sofort zu beseitigen, allmählich steigert sich jedoch der Tablettenkonsum. Die Patienten nehmen erst vorbeugend vor jeder erfahrungsgemäß schmerzauslösenden Situation, dann jeden Morgen und schließlich regelmäßig mehrmals täglich ihre Tabletten, so daß zehn Schmerztabletten und mehr am Tag keine Seltenheit sind. Trotzdem bleiben die Kopfschmerzen konstant, wahrscheinlich, weil sich allmählich eine Fehlsteuerung der Schmerzverarbeitung im Zwischenhirn entwickelt hat mit einer dauernden Senkung der Schmerzschwelle und dadurch bedingten größeren Schmerzempfindlichkeit.

Fallbericht:
Eine 55jährige Patientin nimmt seit 15 Jahren täglich 12 Tabletten eines analgetischen Präparates, zwei davon bereits vor dem Aufstehen. Sie hat vier verschiedene Kopfschmerzformen:
a) Typische Migräneattacken mit Lichtscheu, die bei Süd-Ost-Wind auftreten.
b) Einen bandförmigen Dauerkopfschmerz, der täglich vorhanden ist.
c) Einen atypischen Gesichtsschmerz, der seltener auftritt – oft beidseits – und seitlich der Nase und unterhalb des Auges lokalisiert ist.
d) Einen vom rechten Kiefergelenk ausgehenden Schmerz, der zur Schläfe hin ausstrahlt und durch Kauen ausgelöst wird (Costen-Syndrom).

Hier läßt sich nicht mehr unterscheiden, welcher Kopfschmerz den Mißbrauch ausgelöst hat und welcher dem Mißbrauch selbst zuzuordnen ist. Die Patientin beschränkt sich auf die Einnahme ihrer Tabletten, die sie sich von mehreren Ärzten verschreiben läßt und lehnt jede weitere Behandlung, auch Gespräche über zugrundeliegende Konflikte strikt ab.

Auch Alkohol- und Drogenabhängige kennen diesen Kopfschmerz. Er tritt gelegentlich auch bei starken Rauchern auf, hier allerdings bedingt durch eine echte Nikotinvergiftung, die zu einer Gefäßverkrampfung geführt hat.

Die einzig wirksame Behandlungsmaßnahme ist der Tablettenentzug. Unter der Maske des tablettenbedingten Kopfschmerzes kommt dann der ursprüngliche Kopfschmerz hervor, der einer Behandlung nun eher zugänglich ist. Man wird nicht-medikamentösen Maßnahmen den Vorzug geben. Der Patient sollte eigentlich in seiner gewohnten Umgebung und nicht in der Klinik entzogen werden, denn gerade die häuslichen oder beruflichen Verhältnisse mit ihren Spannungen haben meistens die Kopfschmerzen verursacht. Aber nur zu häufig mißlingt dies, auch wenn man den Patienten für die Dauer des Entzuges – etwa für drei Wochen – krank schreibt. In der entspannteren Atmosphäre einer Klinik ist der Entzug leichter, jedoch ist Tage oder Wochen nach der Rückkehr in die alte Umgebung die Gefahr des Rückfalls sehr groß.

Fallbericht:
Eine 40jährige Patientin hat fast täglich bandförmige Kopfschmerzen, die in dieser Form seit zwei Jahren bestehen. Sie kennt Kopfschmerzen bereits seit ihrer Jugend. Ein Sohn hat Migräne. Psychische Probleme verneint die Patientin, ein Ehekonflikt ist jedoch deutlich aus ihr herauszufragen, wird aber offenbar verdrängt. Sie praktiziert täglich *autogenes Training* und hat sämtliche möglichen Medikamente zur Vorbeugung von Kopfschmerzen bereits erfolglos probiert. Zur Zeit bekommt sie seit einem halben Jahr alle zwei Wochen *Nervenblockaden,* die kurzfristig helfen, und steht unter *antidepressiv* und *neuroleptisch wirkenden Medikamenten.* Trotzdem nimmt sie dreimal täglich ein *Mutterkornpräparat* ein. Ein Tablettenentzug im Krankenhaus führt nach einer Woche zum Rückfall. Eine *Akupunkturbehandlung* wird erfolglos abgebrochen. Ein ambulanter Entzug mißlingt, weil die

Patientin sofort anschließend vor einer Familienfeier, die sie auf keinen Fall verderben will, vorbeugend ihr gewohntes Präparat nimmt. Sie bekommt prompt Stunden später eine schwere Kopfschmerzattacke. Hier wäre eine intensive *Psychotherapie* dringend erforderlich. Die Patientin lehnt jedoch jede psychische Verursachung ihrer Kopfschmerzen und damit eine entsprechende Therapie ab.

IV. Kopfschmerzen, die nach Unfällen auftreten

Kopfschmerzen nach einer Schädel-Hirn-Verletzung, also nach einem Schädelbruch oder nach einer Hirnerschütterung sind viel seltener, als man vermuten könnte. Häufiger sind sie nach Auffahrunfällen mit einem sogenannten Schleudertrauma, bei dem der Kopf plötzlich nach hinten oder vorn geschleudert worden ist. Versicherungsgesellschaften erkennen diese Folgekopfschmerzen nur selten an, doch können ohne Zweifel Prellungen und Zerrungen der Halswirbelsäule über Monate hinweg zu Kopfschmerzen führen. Sie sind oft mit leichter Ermüdbarkeit, Konzentrationsschwäche, Schlafstörungen, Schwindel und Alkoholüberempfindlichkeit verbunden.

Fallbericht:
Eine 34jährige Patientin, die vor einem Jahr in einen Auffahrunfall verwickelt war, hat seitdem fast täglich Schmerzen, die vom Schulter- und Halsbereich über den Nacken zur Stirn ausstrahlen und durch Aufregung verschlimmert werden. Sie ist in ständiger orthopädischer Behandlung, Massagen verschlimmern die Schmerzen, Fangopackungen dagegen helfen zeitweilig. Die Patientin wirkt ausgesprochen depressiv. Es werden ihr jetzt deshalb u. a. Antidepressiva verordnet; diese wie andere Medikamente helfen jedoch nicht. Nach einer *Akupunktur*behandlung treten seit einem Jahr Kopfschmerzen jedoch nur noch in Streßsituationen auf.

Die Behandlungsmaßnahmen sind die gleichen wie bei Spannungskopfschmerzen. Bei den Medikamenten wird man *DETMS retard* – oder *Hydergin* bei älteren Patienten –, *Betablocker* und *Tranquilizer* bevorzugen, bei den nicht-medikamentösen Verfahren *Nervenblockaden* und *Akupunktur*.

V. Kopfschmerzen durch organische Ursachen

1. Wie erkennt man einen Hirntumor?

Während akute Kopfschmerzen fast immer eine organische Ursache haben, sind solche bei chronischen Kopfschmerzen sehr selten. Trotzdem muß man an eine organische Ursache natürlich denken und sie mit allen Mitteln immer dann suchen, wenn:

- Kopfschmerzen jenseits der 40 erstmalig auftreten.
- Langjährige Dauerkopfschmerzen plötzlich »anders« werden.
- Kopfschmerzen allmählich zunehmen und mit psychischen Veränderungen und/oder mit epilepsieartigen Anfällen verbunden sind.
- Kopfschmerzen mit Sehstörungen, Lähmungen oder anderen Ausfallserscheinungen des Nervensystems einhergehen.
- Kopfschmerzen bei Husten und bei Anstrengung auftreten.
- Kopfschmerzen schlagartig auftreten.

Am meisten fürchtet der Laie, an einem Hirntumor zu leiden. Auch bei Ärzten ist die Sorge, einen Hirntumor zu übersehen, weit verbreitet, denn Tumorkopfschmerzen können unter jeder der beschriebenen Kopfschmerzformen auftreten. Sie neh-

Beginn:	eher bei älteren Patienten
Schmerzcharakter:	dumpf, nicht sehr stark
Dauer:	wellenförmig zunehmend
Schmerzlokalisation:	überall möglich
Ausstrahlung:	überall hin möglich, je nach Sitz
Begleiterscheinung:	keine typischen
Auslöser:	Anstrengung, Husten und Pressen

Tabelle 11: Die Symptome des Hirntumors.

men meist allmählich zu und treten oft schubweise auf. Hirntumoren sind natürlich im Krankengut einer neurologischen Klinik häufiger. In einer durchschnittlichen Allgemeinpraxis mit einem Patientendurchgang von mehreren tausend Patienten im Jahr findet man einen Kranken mit einem Hirntumor aber nur alle 5 – 10 Jahre einmal.

Nicht ganz selten gibt es Mißbildungen an den Blutgefäßen des Gehirns (Aneurysmen), die sich sackartig aufblähen und dann durch Druck auf das umliegende Hirngewebe zu Symptomen führen. Sie können auch platzen und in die Hirnhäute hineinbluten. Dies führt zu blitzartigen Kopfschmerzen, oft im Hinterkopf, »als ob etwas im Kopf reißt«. Meist handelt es sich um so starke Kopfschmerzen, daß sofort eingegriffen werden muß. Geringgradige Blutungen können sich aber auch abkapseln und übersehen werden, wenn man die dadurch verursachten Kopfschmerzen fehldeutet.

2. Kopfschmerzen als Symptom verschiedener Organerkrankungen

Wenn *Verschleißerscheinungen an der Wirbelsäule* mit der Ausbildung von Knochenzacken bestehen, die bei extremen Kopfbewegungen die Wirbelarterie einengen, können Kopfschmerzen ausgelöst werden. Dabei ist aber Schwindel das führende Symptom. Es handelt sich immer um ältere Patienten.

Augenkrankheiten führen durch Sehfehler zu Kopfschmerzen. Eine Brillenverschreibung beseitigt sie. Grüner Star, Sehnervenentzündung und Augentumoren verursachen manchmal Kopfschmerzen als Frühsymptom, ehe die charakteristischen Augensymptome auftreten.

Auch an *vereiterte Mandeln* wird man immer denken müssen und sie gegebenenfalls entfernen. Sie können durch eine Fernwirkung auf das vegetative Nervensystem zu Kopfschmerzen führen, sind aber nur relativ selten die Ursache *chronischer* Kopfschmerzen. Dies gilt auch für *chronisch entzündete Kieferhöhlen* oder für *Verbiegungen der Nasenscheidewand,* die manchmal völlig unnützer Weise operiert werden, um Kopfschmerzen zu beseitigen.

Erkrankungen der Zähne werden oft als Kopfschmerzursache angeschuldigt und die Zähne radikal gezogen. Nur zu häufig behält der Patient seine Kopfschmerzen, ist aber zahnlos geworden. Daß ein vereiterter Zahn gezogen oder wurzelbehandelt werden muß, ist selbstverständlich. Bei allen weitergehenden Maßnahmen und Korrekturen – Ziehen devitaler Zähne, Auswechseln von Füllungen usw. – sollte man aber sehr zurückhaltend sein. Die Chance, damit chronische Kopfschmerzen zu heilen, ist sehr gering. Auf diesem Sektor wird sehr häufig gesündigt, sicher in guter Absicht.

Auch *Erkrankungen der inneren Organe* sind selten von chronischen Kopfschmerzen begleitet, auch wenn akute Kopfschmerzen dabei im Beginn häufig sind. Hier soll nur der unbehandelte Bluthochdruck erwähnt werden, der jedoch eher Schwindel verursacht. Eine sehr gefährliche, aber auch sehr seltene Erkrankung ist die Entzündung der Schläfenarterie, die unbehandelt in 20 Prozent zur Erblindung des gleichseitigen Auges führt. Sie ist im Krankheitsfall verdickt tastbar und sehr schmerzempfindlich. Eine *Cortisonbehandlung* führt zur Heilung.

Ob *Störungen auf frauenärztlichem Gebiet* chronische Kopfschmerzen verursachen können, ist strittig. Gerade bei Frauen scheint zwar ein Zusammenhang – besonders bei der Migräne – mit hormonellen Umstellungen deutlich zu sein: Migräne beginnt oft in der Pubertät, sie hört in den Wechseljahren auf, Anfälle werden durch die Periodenblutung ausgelöst und verschwinden in der Schwangerschaft, um danach wiederzukehren. In der nächsten Schwangerschaft bleiben sie dann möglicherweise bestehen. In anderen Fällen tritt eine Migräne, die seit Jahren bereits verschwunden war, während einer Schwangerschaft wiederum auf. Auch das Einnehmen der Pille kann einmal Kopfschmerzen beseitigen, im anderen Fall Kopfschmerzen auslösen.

Diese Beobachtungen sind zu widersprüchlich, um beweisen zu können, daß ein Zusammenhang zwischen chronischen Kopfschmerzen und hormonellen Schwankungen besteht. Eine Hormontherapie ist dementsprechend selten erfolgreich. Man kann sie aber, wenn man gar nicht weiter kommt, ohne Schaden für die Patientin versuchen. In solchen Fällen wird man niedrig dosiertes *Östrogen,* z. B. 1,25 mg Presomen für 5 bis 7 Tage, vor, während und kurz nach der Periode geben.

VI. Wie erkennt man die Ursache von Kopfschmerzen?

Je kürzer die Vorgeschichte eines Kopfschmerzes ist, desto intensiver muß man die Schmerzursache suchen. Je länger der Schmerz dauert, desto größer wird die Wahrscheinlichkeit, daß es sich um eine Migräne oder um einen Spannungskopfschmerz handelt. Bei Kopfschmerzen, die schon 5 Jahre bestehen, kann man auf aufwendige Untersuchungen verzichten.

Immer neue Untersuchungen bei jedem Arztwechsel sind unnötig. Jeder Patient sollte dagegen Einspruch erheben. Da aber viele Schmerzpatienten den Arzt häufiger wechseln in der Hoffnung, ein anderer finde nun endlich die Ursache der Schmerzen, werden sie sich auch weiteren Untersuchungen hoffnungsfroh unterziehen und den Arzt manchmal geradewegs dazu drängen.

Kopfschmerzen entstehen durch eine Fehlsteuerung im vegetativen Nervensystem meist in Verbindung mit seelischen Störungen. Einem Kopfschmerzkranken sind diese Zusammenhänge meist unbekannt und auch schwer zu erklären. Darüber hinaus wird ein Patient es oft als Makel empfinden, wenn man ihm sagt, daß seine Kopfschmerzen psychisch bedingt seien. Er wird diese Vermutung vor allem dann ablehnen, wenn die Erklärung des Arztes so klingt, als sei er selbst schuld an seiner Krankheit. So begeben sich dann Arzt und Patient lieber gemeinsam auf die Suche nach der organischen Ursache, doch jeder neue Durchlauf durch die diagnostische Mühle bringt neue Hoffnung und endet in neuer Enttäuschung.

Die gründliche Befragung des Patienten kann bereits in mehr als 70% zur richtigen Diagnose führen. Grundgerüst sind die Fragen:

- Wie lange bestehen Schmerzen?
- Wo sitzen sie?
- Wohin strahlen sie aus?
- Wie oft treten sie auf?
- Wann treten sie auf?
- Wodurch werden sie ausgelöst?
- Mit welchen Begleiterscheinungen sind sie verbunden?

Die körperliche Untersuchung von Kopf bis Fuß ergänzt die Befragung und gibt weitere diagnostische Hinweise in 10 – 20%. Besonders wird man die Beweglichkeit des Kopfes, die Spannung der Muskulatur von Nacken, Hals und Schulter prüfen und nach

Frage nach:	Antwort spricht dafür:

Dauer

Tage bis Wochen	akute Erkrankung im Kopfbereich? Innere Organe?
Monate	Wirbelsäule? Organische Ursache?
Jahre	Migräne oder Spannungskopfschmerz
seit Unfall	Wirbelblockierung

Häufigkeit

täglich	Mischkopfschmerz, Tablettenmißbrauch
monatlich	Migräne (anfallsartig)
situationsbedingt	Spannungskopfschmerz
wochenlang	Clusterkopfschmerz (anfallsartig)
zunehmend	Hirntumor

Lokalisation

Stirn und Schläfe	Migräne (anfallsartig, eher einseitig)
Auge und Gesicht	Clusterkopfschmerz, eventuell Gesichtsneuralgie
Nacken	Spannungskopfschmerz (Dauerschmerz, eher doppelseitig), Wirbelblockierung
ganzer Kopf	Mischkopfschmerz

Tageszeit

tagsüber	Migräne oder Spannungskopfschmerz
nachts	Cluster-Kopfschmerz
morgens und nachmittags	Spannungskopfschmerz (Depression)

Begleiterscheinung

Lichtscheu, Übelkeit	Migräne
Augenflimmern	klassische Migräne
Tränenfluß, Naselaufen	Cluster-Kopfschmerz
Verstimmung	Spannungskopfschmerz

Auslöser

Wetter, Periode	Migräne
Stress	Spannungskopfschmerz
Kopfdrehung	Wirbelblockierung
Alkohol	Cluster-Kopfschmerz, Migräne
Husten und Pressen	Hirntumor

Tabelle 12: Die Befragung bei chronischen Kopfschmerzen.

schmerzauslösenden Punkten am Nacken seitlich der Wirbelsäule und im Schulterbereich suchen. Schließlich zieht man den Kopf nach oben, um zu sehen, ob der Kopfschmerz dadurch vorübergehend zum Verschwinden zu bringen ist.

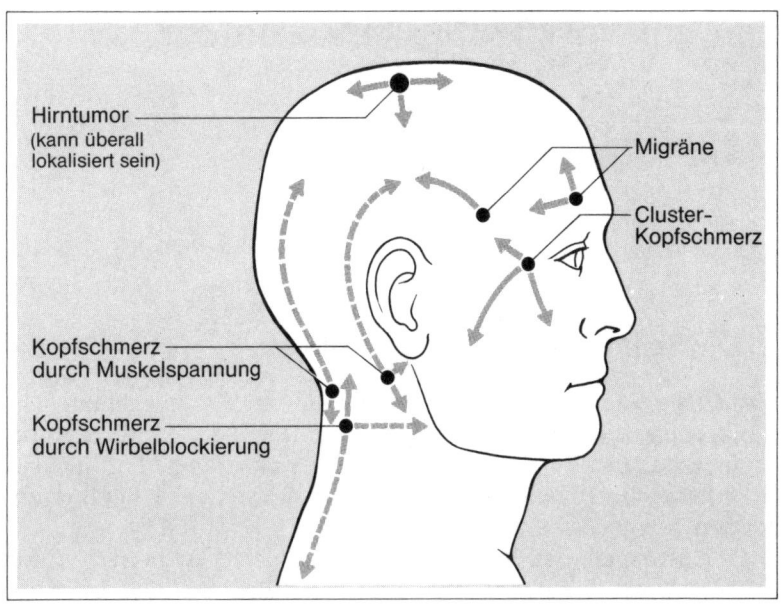

Abbildung 18: Die Schmerzausstrahlung bei chronischen Kopfschmerzen.

Technische Untersuchungen sind nur dann durchzuführen, wenn daraus eine Hilfe für den Behandlungsplan zu erwarten ist. Sie bringen zusätzliche Informationen in nicht mehr als 5% und dies nur bei Erstuntersuchungen. *Röntgenuntersuchungen* des Schädels und der Halswirbelsäule bei jedem Arztwechsel neu anzufertigen oder in kurzen Zeitabständen zu wiederholen, ist sinnlos. Die häufigen Verschleißerscheinungen der Wirbelsäule, die man röntgenologisch sehen kann, haben nichts mit chronischen Kopfschmerzen zu tun. Gleiches gilt für das *Elektroencephalogramm,* das bei chronischen Kopfschmerzen zur »Tumorsuche« ebenfalls nicht immer wiederholt werden muß. Aufwendigere Untersuchungen wie das bei Ärzten und Patienten in gleicher Weise beliebte *Computertomogramm* sind nur bei Erstuntersuchungen und nur dann notwendig, wenn Hinweise auf eine organische Ursache eines chronischen Kopfschmerzes – wie oben beschrieben – bestehen.

Der chronische Gesichtsschmerz

I. Die Schmerzleitung im Gesicht

Gesichtsschmerzen kommen für sich allein oder zusammen mit Kopfschmerzen vor, sie sind jedoch sehr viel seltener als Kopfschmerzen. Es gibt aber darüber keine Zahlenangaben. Sie sind oft sehr schwer zu behandeln und führen meistens zu langjährigem Leiden.

Der Schmerz wird in vielen Fällen nicht am Schmerzrezeptor ausgelöst, wo er einer Behandlung zugänglich wäre, sondern im Nerven- oder im Hirngewebe selbst, ohne daß die Art der Störung genau bekannt ist.

Die Blut- und Nervenversorgung im Gesicht ist anders als am und im Kopf. Die Blutgefäße gehen von dem äußeren Ast der Halsschlagader aus und haben kaum Verbindungen zu den Gehirngefäßen. Die zwölf Hirnnerven ziehen von ihren Ursprungszellen im Stammhirn durch Öffnungen im Schädel zum Gesicht. Praktisch alle schmerzleitenden Fasern des Gesichtes enden an bestimmten Kernen des dreigeteilten sensiblen Gesichtsnerven (*Nervus trigeminus*) im verlängerten Mark, die bis ins Rückenmark reichen.

Der sensible Gesichtsnerv versorgt mit seinem oberen Ast die Haut oberhalb der Augen und die Stirn, außerdem einen Teil der harten Hirnhaut an der Unterseite des Schädels. Gesichtsschmerzen können so in die Tiefe des Schädels fortgeleitet und umgekehrt können schmerzende Prozesse an der Schädelbasis im Gesicht empfunden werden.

Der mittlere Ast verzweigt sich am Oberkiefer, an den Wangen und der Oberlippe, der untere am Kinn, an der Unterlippe, dem Jochbogen und in einem kleinen Gebiet vor der Ohrmuschel. Über den genauen Verlauf der einzelnen Äste sind sich die Anatomen bis heute nicht einig.

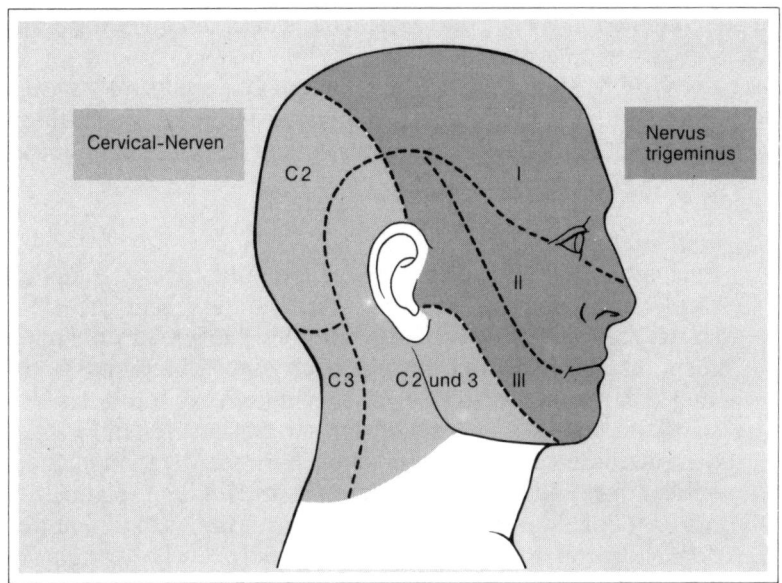

Cervical-Nerven

C 2

I

Nervus trigeminus

II

C 3   C 2 und 3   III

Abbildung 19: Die sensible Nervenversorgung von Gesicht und Schädel.
I – III: oberer, mittlerer und unterer Ast des *Nervus trigeminus.*
C 2 – C 3: sensible Äste der beiden obersten Halsnerven (Cervical-Nerven).

Vegetative Nervenfasern bilden in der Tiefe des Gesichtes Nervenknoten bzw. Schaltzentren (Ganglien). Sie sind selbst nicht schmerzleitend, können aber durch Umschaltung von Schmerzimpulsen in den Ganglien erregt werden und verursachen dann Durchblutungsstörungen und Reaktionen an den Speicheldrüsen und den Sinnesorganen, deren Funktion sie steuern.

Schmerzrezeptoren liegen in großer Dichte in allen Teilen des Gesichtes: in der Haut, den Muskeln, den Schleimhäuten von Nase, Mund und Nebenhöhlen, im Bereich der Zähne, der Kiefergelenke und in den Häuten des Augapfels. Verletzungen, Entzündungen und Narbenbildung nach Unfällen und Operationen führen ebenso zu Schmerzen, wie Reizung oder Verletzung des sensiblen Gesichtsnerven selbst.

Es können auch Schmerzreize aus den obersten Halswirbelsegmenten nach Umschaltung auf die Ursprungszellen des sensiblen Gesichtsnerven ins Gesicht übertragen werden. Zusätzliche Gesichtsschmerzen hat etwa ein Viertel der Patienten mit wirbelsäulenbedingten Kopfschmerzen. Nackenschmerzen können auch direkt über die beiden obersten Halsnerven (C2 und C3), die aus dem Rückenmark austreten, fortgeleitet werden. Sie strahlen dann zum Winkel der Kinnlade aus, der von diesen Nerven sensibel versorgt wird (s. Abb. 19).

Fallbericht:
Eine 39jährige Patientin hat seit eineinhalb Jahren täglich Kopfschmerzen in Form eines brennenden Schmerzes im Hinterkopfbereich, der häufig über den ganzen Scheitel nach vorn ausstrahlt. Dabei besteht auch eine Schmerzausstrahlung in den linken Unterkiefer. Das linke Auge tränt, das Unterlid des linken Auges zuckt und die Nase ist jeden Morgen wie entzündet. Die Patientin ist nach ihren Angaben niemals schmerzfrei und hat außerdem seit ihrer Kindheit regelmäßig zur Zeit der Periode Kopfschmerzen beidseits am und hinter dem Auge mit Ausstrahlung in die Schläfe. Sie ist hochgradig nervös, leicht erregbar und neigt zu hysterischen Reaktionen. Sie vermutet selbst einen seelischen Konflikt, da die Beschwerden erstmals nach ihrer Scheidung aufgetreten sind. Eine Heilung konnte bisher nicht erreicht werden.

Nicht alle denkbaren organischen Ursachen für Gesichtsschmerzen können hier besprochen werden. Bei neuauftretenden Gesichtsschmerzen wird man alles tun, um die Ursache zu finden. Alle diagnostischen und therapeutischen Maßnahmen müssen jedoch sehr überlegt und schonend vorgenommen werden, da bei der Reichhaltigkeit und der Verletzlichkeit schmerzleitender Nervenfasern im Gesicht unbeeinflußbare Nervenschmerzen die Folge solcher Eingriffe sein können. Sie treten besonders nach diagnostischen und therapeutischen Einspritzungen und nach Operationen auf, und man spricht dann von einer Anaesthesia dolorosa, d. h. das behandelte Gebiet ist zwar völlig taub auf Berührung, aber es schmerzt in der Tiefe. Die Schmerzen haben einen unerträglich brennenden Charakter, eine Behandlung gibt es dafür nicht.

II. Die Trigeminus-Neuralgie

Die Trigeminus-Neuralgie (*Tic douloureux* oder »schmerzhaftes Zucken«) ist der häufigste und bekannteste Typ des Gesichtsschmerzes. Sie tritt immer einseitig auf, meist bei Personen jenseits der 40, häufiger bei Frauen. Meist ist der mittlere Nervenast, etwas weniger häufig der untere Ast betroffen, nur bei Kindern und Jugendlichen auch der obere Ast. Der Schmerz ist sehr typisch mit blitzschnellen, sehr schmerzhaften Muskelzuckungen *(Tic)*, die plötzlich einschießen, Sekunden dauern und sich salvenartig für kürzere oder längere Zeit wiederholen können. Oft erfolgt die erste Attacke nach harmlosen Eingriffen wie Spülungen der Kieferhöhlen oder Zahnextraktionen. Diese sind jedoch nur Auslöser und nicht Ursache der Schmerzen: Die eigentliche Ursache ist bisher unbekannt. Diskutiert wird eine chronische Druckschädigung der Nervenwurzel an der Schädelbasis, u. a. durch ungewöhnlich verlaufende Arterien- oder Venenäste. Späterhin genügen dann leichte Berührungsreize beim Waschen, Rasieren oder Zähneputzen, um sofort eine Schmerzsalve auszulösen. Diese alltäglichen Verrichtungen werden dann zu einer immer wiederholten Marter. Zwischen den Anfällen können, besonders im Beginn der Krankheit, Monate und Jahre der Beschwerdefreiheit liegen. Später werden die schmerzfreien Intervalle immer kürzer.

Beginn:	jenseits der 40, häufiger bei Frauen
Schmerzcharakter:	stromstoßartig, sehr schmerzhaft
Häufigkeit:	nach jeder Berührung, mit beschwerdefreien Intervallen
Dauer:	sekundenweise, salvenartig
Schmerzlokalisation:	meist Ober- und Unterkiefergegend
Ausstrahlung:	zum Auge und Ohr hin
Begleiterscheinung:	keine typischen
Auslöser:	Berührung
Besonderheit:	bei Dauerschmerz und Sitz oberhalb der Augen Verdacht auf Tumor!

Tabelle 13: Die Trigeminus-Neuralgie und ihre Symptome.

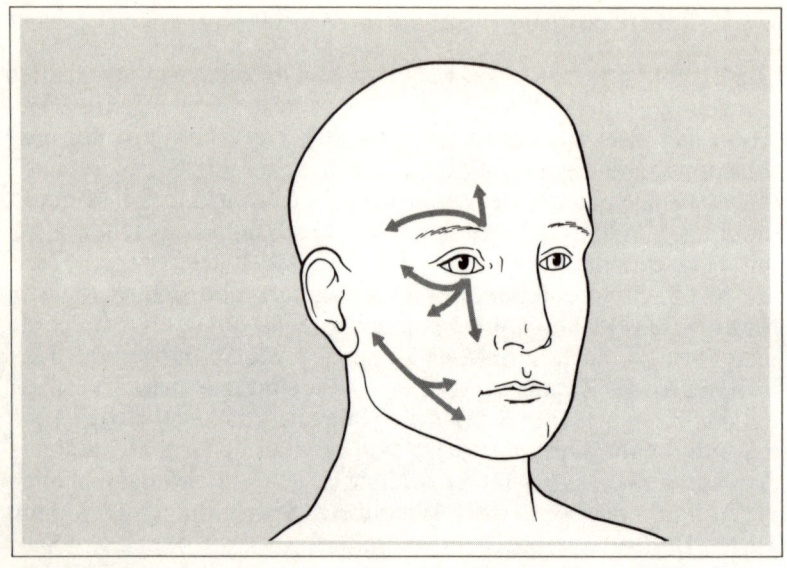

Abbildung 20:   Die Schmerzausstrahlung bei Trigeminus-Neuralgie.

Fallbericht:
Eine 41jährige Patientin hatte seit drei Jahren stromstoßartig einschießende Schmerzen, meist seitlich des linken Nasenflügels. Die erste Schmerzphase dauerte nur einige Wochen, dann war die Patientin für ein Jahr beschwerdefrei, bis neue Schmerzen auftraten. Die Schmerzen hielten bereits sechs Monate an, und seit dieser Zeit bestand Arbeitsunfähigkeit. Psychische Probleme wurden verneint. Eine Behandlung mit *Tegretal* und anderen *Antiepileptika* hatte keinen Erfolg. Durch eine *Akupunkturbehandlung* wurden die Schmerzen zum Verschwinden gebracht. Seit nunmehr 5 Jahren ist die Patientin beschwerdefrei.

Wenn die Schmerzen nicht tic-artig einschießen, sondern andauern und in Augen und Stirn empfunden werden, besteht immer der Verdacht auf eine organische Ursache, meist auf einen Tumor. Die Patienten klagen dabei auch über ein taubes Gefühl in dem

104

schmerzenden Gebiet. Dies kommt bei der echten Trigeminus-Neuralgie nicht vor.

Fallbericht:
Eine 57jährige Patientin hat tic-artige Gesichtsschmerzen, die sich für Minuten bis Stunden salvenartig wiederholen. Sie sind oberhalb des Auges und im Schläfenbereich lokalisiert. Die Stirngegend ist taub. Die neurologische Untersuchung in einer Universitäts-Nervenklinik hatte einen nicht-operablen gutartigen Tumor ergeben. Eine auf Bitten der Patientin durchgeführte dreimalige *Akupunktur*behandlung brachte völlige Schmerzfreiheit für 2 Jahre. Hier gab nur das taube Gefühl in der Stirn einen Hinweis auf eine organische Ursache der Gesichtsschmerzen.

Den typischen tic-artigen Schmerz gibt es sonst nur noch bei der Neuralgie des Geschmacksnerven, die unverwechselbare Schmerzen hinten im Mund auslöst. Insofern ist die Diagnose der Trigeminus-Neuralgie nicht schwierig, trotzdem wird sie viel zu häufig gestellt, mit der Folge von falschen und manchmal schädlichen Behandlungsmaßnahmen, wie z. B. operativen Eingriffen am Nerven selbst.

III. Der atypische Gesichtsschmerz

Ein Schmerzsyndrom, das nicht selten mit der Trigeminus-Neuralgie verwechselt wird, ist der atypische oder sogenannte primärautochthone Gesichtsschmerz. Wie bei der Trigeminus-Neuralgie entwickeln sich häufig im zeitlichen Anschluß an eine Kieferhöhlenoperation, eine Zahnextraktion oder auch an eine Infektion mit dem Virus der Gürtelrose bohrende oder stechende Dauerschmerzen. Dieser Schmerztyp überwiegt dabei. Es gibt aber auch durchaus Fälle mit schmerzhaften Muskelzuckungen, wie sie für eine Trigeminus-Neuralgie typisch sind, bzw. Mischformen mit einem tic-artigen und einem Dauerschmerz. Auch diese Schmerzen bevorzugen den Ober- und Unterkieferbereich und sind in der Stirn selten. Häufiger sind sie doppelseitig. Zähneputzen oder Rasieren lösen den Schmerz aus, der aber nicht blitzartig kommt und geht, als ob man einen Stromschalter schnell an- und ausknipst, sondern Stunden oder den ganzen Tag über bestehen bleibt.

Fallbericht:

Ein 52jähriger Patient, verheiratet mit einer sehr viel jüngeren Frau, die ein Kind erwartet, hat seit sechs Monaten mehrere Stunden anhaltende Schmerzen seitlich des Nasenflügels mit Ausstrahlung zum äußeren Augenwinkel. Diese sind durch Rasieren und Waschen auslösbar. Davon kann der Patient gut einen zweiten Schmerztyp unterscheiden mit stromstoßartigen Schmerzen, die in Salven kommen und punktförmig seitlich des Nasenflügels auftreten. Der Patient wird von einem Zahnarzt überwiesen, der eine umfangreiche und erfolglose Gebißsanierung durchgeführt hat. Durch *Tegretal* wird der stromstoßartige Schmerz beseitigt, der Dauerschmerz bleibt und wird eher stärker. Durch eine *Akupunktur*behandlung verschwindet auch dieser Schmerz; das Tegretal kann abgesetzt werden.

Nach 2 Jahren, in der zweiten Schwangerschaft der Ehefrau, kommt es zu einem Rückfall lediglich der Dauerschmerzen, die wiederum durch eine *Akupunktur*behandlung beseitigt werden. Nach Meinung des zugezogenen Psychiaters bestand bei dem Patienten eine seelische Störung, bei welcher ein verdrängtes Problem durch ein körperliches Symptom ausgedrückt wurde.

Da Arzt und Patient die Schmerzursache häufig in schadhaften Zähnen suchen, werden immer mehr, zuletzt auch gesunde Zähne entfernt. Schließlich erfolgen Eingriffe am Nerven selbst mit der Folge einer Verstärkung der Schmerzen, die nun einen brennenden Charakter bekommen.

Die Ursache des atypischen Gesichtsschmerzes ist nicht bekannt. Anfangs handelt es sich mehr um Mißempfindungen als um schwere Schmerzen, und die Kranken fallen mehr durch ihre Klagsamkeit auf. Obwohl psychische Einflüsse fast mit Händen zu greifen sind, lassen sie sich meist nicht benennen.

Fallbericht:

Bei einer 43jährigen Patientin bestehen seit vier Jahren ganztägig Unterkieferschmerzen, die nach dem Einsetzen einer Prothese erstmals aufgetreten sind. Die Schmerzen sind schwer zu beschreiben, bessern sich am Mittelmeer und verschlimmern sich im Gebirge. 19 Ärzte waren bereits konsultiert worden. Eine psychische Schmerzursache war nicht faßbar. Nach Vorstellung in der Schmerzkonferenz wird die Patientin mit *Nervenblockaden* in Verbindung mit *antidepressiv wirkenden Medikamenten* behandelt. Sie ist seitdem beschwerdefrei.

Atypische Gesichtsschmerzen werden auch bei depressiven Patienten gesehen, das heißt aber nicht, daß sie immer Ausdruck einer Depression sind. Sie müssen wohl zu den psychosomatischen Krankheiten gerechnet werden, ohne daß jedoch eine große Chance besteht, durch psychotherapeutische Behandlung eingreifen zu können. Da die Schmerzen mit den üblichen schmerzstillenden Verfahren kaum zu beeinflussen sind, kommt es bei den Kranken leider häufig zu Tablettenmißbrauch und zur Abhängigkeit von Schmerzmitteln. Eine Operation am Gesichtsnerven ist nutzlos und schädlich!

IV. Gesichtsschmerzen nach einer Gesichtsrose (Zoster-Neuralgie)

Die Gürtelrose *(Herpes zoster)* ist eine Infektion mit einem Virus, das die sensiblen Nervenwurzeln vor Eintritt in das Rückenmark meist im Bereich der Brustwirbelsäule befällt. Im Verlaufe des sensiblen Nerven – am Rumpf in der Gürtellinie – schießen dann in Gruppen stehende Bläschen auf. Von daher hat die Infektion ihren Namen.

Im Gesicht erfaßt das Virus die Nervengeflechte in der Tiefe des Gesichtes, und die Bläschen breiten sich auf der Haut im Bereich eines der Äste des Trigeminusnerven aus (Gesichtsrose). Nach ihrer Abheilung bleibt besonders bei älteren Menschen häufig ein Dauerschmerz im erkrankten Gebiet bestehen (postherpetische Neuralgie oder Zoster-Neuralgie). Wahrscheinlich ist eine bleibende Schädigung der Nervenfasern durch die Virusinfektion Ursache des Schmerzes.

Die Schmerzen sind äußerst quälend und besonders unangenehm, wenn der Stirnast des Gesichtsnerven erkrankt ist (mit Schmerzen im und am Auge) oder bei einer Erkrankung im Gebiet des Hörnerven (mit Schmerzen im und um das Ohr herum und Ausstrahlung in Gesicht und Nacken).

	Trigeminus-Neuralgie	Atypischer Gesichtsschmerz	Zoster-Neuralgie
Auftreten	bei älteren Patienten	bei älteren Patienten	nach einer Gürtelrose
Schmerztyp	stromstroßartig	eher Dauerschmerz zusätzlich stromstoßartig	Dauerschmerz
Lokalisation	mittlerer und unterer Ast des Nervus trigeminus	dito, aber bizarre Schmerzausstrahlung	alle drei Äste, häufig oberer Ast
Psychisch	reaktiv depressiv	klagsam, depressiv	reaktiv depressiv

Tabelle 14: Die häufigsten Gesichtsschmerzen und ihre Unterschiede.

Fallbericht:
Eine 70jährige Patientin leidet seit drei Jahren an unstillbaren Dauerschmerzen oberhalb des Auges bis weit über die Haargrenze hinaus und im Schläfengebiet. Man sieht die typischen Narben nach Abheilung einer Rose. Die Schmerzen sind brennend, dumpf und durch Schmerzmittel praktisch unbeeinflußbar. Psychisch ist die Patientin einfühlbar deprimiert. Eine Behandlung mit *Nervenblockaden, Akupunktur* und sämtlichen in Frage kommenden Medikamenten bleibt erfolglos.
Dieser Verlauf ist typisch. Für die Patientin, die nur im Schlaf Linderung ihrer Schmerzen erfährt, ist das Leiden gleichbedeutend mit einer Zerstörung ihres Lebensabends.

Es gibt leider keine Behandlungsmethode, welche die Schmerzen sicher beseitigen kann. Man wird alle schmerzstillenden Maßnahmen versuchen, die auch bei der Trigeminus-Neuralgie angewendet werden. Der Erfolg ist nie vorhersagbar. Dauerheilungen sind selten. Dieser für die meist alten Menschen tragische Ausgang kann fast sicher verhindert werden, wenn alle Personen über 50 Jahre spätestens am dritten Tag nach Ausbruch der akuten Gürtelrose schmerztherapeutisch behandelt werden: Durch Blockade der erkrankten Nervenwurzeln bzw. Ganglien kann die Zerstörung des Nervengewebes verhindert werden.

V. Seltene Schmerzsyndrome im Gesicht

Sehr unangenehm ist auch die *Neuralgie des Geschmacksnerven (Nervus glossopharyngeus)*. Wie bei der Trigeminus-Neuralgie ist die Ursache unbekannt. Die Nervenschmerzen werden wie Zukkungen oder Stromstöße einseitig hinten an der Zunge, im Rachen und um die Mandeln herum empfunden mit Ausstrahlung in die Tiefe des Ohres. Schmerzanfälle werden durch Schlucken oder Sprechen ausgelöst. Der chronische Verlauf wird durch lange Phasen unterbrochen, in denen der Patient schmerzfrei ist. Tritt eine Neuralgie des Geschmacksnerven zusammen oder im Wechsel mit einer Neuralgie des sensiblen Gesichtsnerven auf, muß man an eine multiple Sklerose als Ursache denken. Wenn alle anderen Maßnahmen versagen, kann die Wurzel des Nerven durchtrennt werden.

Durch eine Fehlbelastung im Kiefergelenk, durch Gebißanomalien oder durch Muskelüberbeanspruchung, z.B. durch psychisch bedingtes Zähneknirschen, kommt es zu einem *chronischen Reizzustand der Kiefergelenke* (myofaziales Schmerzsyndrom oder Costen-Syndrom). Die Schmerzen sitzen vor dem Ohr, strahlen zur Schläfe oder Stirn hin aus oder in den Unterkiefer. Sie werden durch Kauen ausgelöst oder verstärkt. Dies ist aber nicht immer sehr deutlich ausgeprägt, und man kann die Diagnose daher oft nicht eindeutig stellen. Man wird dann probeweise eine kieferorthopädische Behandlung durchführen, die aber meist sehr langwierig ist.

Ähnliche Symptome macht die *Neuralgie eines Astes des Trigeminus-Nerven,* der zur vorderen Ohrmuschel und zum Gehörgang zieht. Die Schmerzen werden durch Kauen ausgelöst, die Haut vor dem Ohr ist dabei gerötet, und es bilden sich darauf große Schweißperlen. Die Neuralgie ist meist Folge einer Verletzung oder einer Operation in diesem Gebiet, bei welcher der Nerv verletzt wurde.

Nach einem Bruch des Gesichtsschädels oder nach Nasennebenhöhlenentzündungen können in seltenen Fällen Schmerzen vom inneren Augenwinkel – wo die Brille aufsitzt – ausgehen und zum Nasenrücken und in die Nase ausstrahlen *(Nasociliaris-Neuralgie)*.

Ein Schmerzsyndrom mit Schmerzen im Oberkiefer, den Zähnen und dem Gaumen, verbunden mit Augentränen und starker Nasensekretion wird als *Sluder-Neuralgie* beschrieben.

VI. Gesichtsschmerzen als Symptom einer organischen Erkrankung

Gesichtsschmerzen werden auch durch Geschwülste, Entzündungen im Hals-, Nasen- und Ohrenbereich, durch Augenprozesse und verschiedene Erkrankungen der Zähne und des zahnhaltenden Apparates verursacht. Diese können nicht im einzelnen besprochen werden. Damit im Zusammenhang steht aber eine andere Ursache chronischer Gesichtsschmerzen; nämlich die Narbenbildung nach Eingriffen zur Behandlung dieser Erkrankungen. Insbesondere radikale Kiefer- oder Stirnhöhlenoperationen, Zahnextraktionen und selbst die Injektion lokaler Betäubungsmittel beim Zahnarzt kann, wenn auch sehr selten, zu einer Verletzung von Nervenästen oder einer Einklemmung von Nerven durch Narbenbildung führen.

VII. Die Behandlung von Gesichtsschmerzen

Die Behandlung erfolgt bei den eben geschilderten symptomatischen Formen je nach ihrer Ursache, z. B. kieferchirurgisch. Sie ist bei den neuralgischen Formen ohne erkennbare Ursache und bei den symptomatischen Formen, bei denen die Ursache nicht behandelt werden kann (Krebs, Narben), vorwiegend medikamentös. Mittel der Wahl ist *Tegretal*. Hilft dieses nicht, versucht man die übrigen *Antiepileptika*, z. B. *Phenhydan* und *Zentromid*.

Eine depressive Verstimmung ist bei diesen oft lebensbegleitenden Schmerzen fast immer deutlich. Man wird deshalb durch die Gabe von *Antidepressiva,* evtl. in Verbindung mit *Neuroleptika* eine Linderung versuchen.

Akupunktur kann bei der Trigeminus-Neuralgie zur Heilung führen, bzw. bei jedem neuen Schub wieder erfolgreich eingesetzt werden. Es lohnt zumindest einen Versuch. Beim atypischen Gesichtsschmerz kann durch Akupunktur unter Umständen der Medikamentenverbrauch wenigstens eingeschränkt werden. Bei der Zoster-Neuralgie hilft sie meist so wenig, wie die übrigen Behandlungsmaßnahmen.

Nervenblockaden haben bei Gesichtsschmerzen weniger eine therapeutische als eine diagnostische Bedeutung. Durch gezielte Injektion lokalbetäubender Mittel kann man versuchen, geschä-

110

digte Nervenäste zu identifizieren, um sie dann operativ freizulegen. Ein Versuch bei Zoster-Neuralgie ist immer gerechtfertigt.

Schließlich kommt bei der Trigeminus-Neuralgie noch die Verkochung eines zum Trigeminus gehörigen Nervengeflechtes in Frage (*Thermokoagulation* des Ganglion Gasseri). Es kommt zwar in 25 – 40% zu Rückfällen, die Prozedur kann jedoch mehrfach wiederholt werden.

Behandlungsmethode:	wird angewendet bei:
Antiepileptika	allen Formen des Gesichtsschmerzes
Antidepressiva und und Neuroleptika	besonders bei atypischem Gesichtsschmerz unterstützend bei allen Formen
Therapeutische Lokalanaesthesie	Einklemmung durch Narbenbildung, Zoster-Neuralgie
Akupunktur	Trigeminus-Neuralgie, atypischem Gesichtsschmerz
Kieferchirurgische Behandlung	Costen-Syndrom
Neurotomie	Glossopharyngeus-Neuralgie, Sluder-Neuralgie
Neurolyse	Nerveneinklemmung nach Unfall und Operationen
Thermokoagulation	Trigeminus-Neuralgie, evtl. Tumorschmerzen
Entspannungstechniken	allen Formen des Gesichtsschmerzes
Andere Verfahren	bei symptomatischen Formen je nach Ursache
keine	Anaesthesia dolorosa, oft bei Zoster-Neuralgie

Tabelle 15: Die Behandlung des Gesichtsschmerzes.

Wenn abnorm verlaufende Blutgefäße zu einem chronischen Druck auf die Wurzel des sensiblen Gesichtsnerven führen – was man allerdings erst nach Bohren eines Loches in den Schädel und Einbringen eines Operationsmikroskopes erkennen kann –, lassen sich diese operativ fixieren oder durchtrennen. Eine Nervenschädigung mit nachfolgender *Anaesthesia dolorosa* wird dabei vermieden.

Ältere operative Behandlungsverfahren sind:

a) die *Nervendurchtrennung*. Sie hat eine bessere Erfolgsquote als die Thermokoagulation, ist aber risikoreicher.
b) das *Ziehen von Nervenästen* (Exhairese). Sie hat schlechte Dauerergebnisse.
c) die *elektrische Verödung* des Ganglion Gasseri. Dabei kommt es außerordentlich häufig zu Komplikationen in Form von Mißempfindungen bis hin zur *Anaesthesia dolorosa*.
d) die *Phenol-* und *Alkoholblockade* des Ganglion Gasseri mit einer ebenfalls hohen Komplikationsrate.

Wie bei jeder Nervendurchtrennung besteht auch hier das Problem, die Berührungsempfindlichkeit der Haut zu erhalten. Wird sie zerstört, werden die ankommenden Schmerzreize nicht mehr im Rückenmark gehemmt (s. S. 24), und ein brennender Dauerschmerz ist die Folge.

Grundsätzlich eignen sich nur tic-artige, stromstoßartige Schmerzen zur Operation. Dauerschmerzen werden durch operative Eingriffe am Nerven nicht beseitigt, sondern eher verschlimmert.

Kreuz- und Beinschmerzen

I. Das Kreuz und seine Funktion

1. Warum sind Kreuzschmerzen so häufig?

In Schmerzambulanzen sind Kranke mit chronischen Kreuzschmerzen nach den Kopfschmerzpatienten die zweitgrößte
Gruppe. Etwa 5 Prozent der Bevölkerung in der Bundesrepublik
sollen an chronischen Rückenschmerzen allgemein leiden und
nach einer Untersuchung in der Schweiz wurden dort 60 Prozent
aller vorzeitigen Rentenanträge wegen chronischer Rücken- und
Kreuzschmerzen gestellt.

Das Kreuz ist der Wirbelsäulenabschnitt vom Ende der Rippen
bis zum Steißbein mit fünf beweglichen Lendenwirbeln, den unbe-
weglichen fünf Kreuzbeinwirbeln und dem anschließenden Steißbein. Das Kreuzbein ist wiederum mit dem Becken durch Gelenke
und Bänder fest verbunden. Das Rückenmark reicht nur bis zum
1. oder 2. Lendenwirbel, und der Wirbelkanal wird ab dem 2. Lendenwirbel von den immer länger werdenden Nervenwurzeln bis zu
ihrem Austritt aus der Wirbelsäule ausgefüllt. Sie bilden die sogenannte *Cauda equina* (Pferdeschwanz) siehe Abb. 21 + 22.

Im Kreuz wird die Körperhaltung ausbalanciert. Es ist beim
Menschen infolge seines aufrechten Ganges statisch enorm belastet. Außerdem machen sich Alterungsvorgänge der Wirbel an
dieser Schwachstelle des Körpers besonders schmerzhaft bemerk-
bar. Das allein würde jedoch die Häufigkeit des Kreuzschmerzes
noch nicht erklären, entscheidend ist vielmehr, daß sich im Bereich des Kreuzes besonders viele schmerzleitende Nervenfasern
von den Beckenorganen und den Beinen sammeln und daß die
Wirbelsegmente selbst mit zahlreichen schmerz- und berührungs-
empfindlichen Rezeptoren ausgestattet sind.

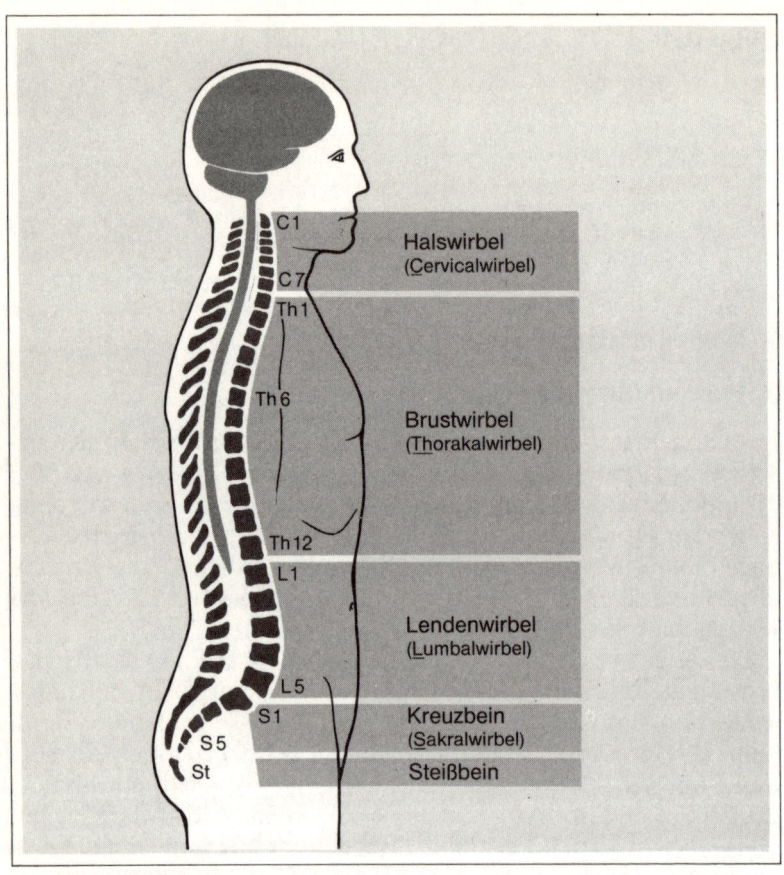

Labels within the figure:

C 1
C 7
Th 1
Th 6
Th 12
L 1
L 5
S 1
S 5
St

Halswirbel
(Cervicalwirbel)

Brustwirbel
(Thorakalwirbel)

Lendenwirbel
(Lumbalwirbel)

Kreuzbein
(Sakralwirbel)

Steißbein

Abbildung 21: Schematische Darstellung von Rückenmark und Wirbelsäule.

2. Warum ist das Kreuz so störanfällig?

Jeder Wirbel steht mit dem vorhergehenden und dem nachfolgenden über mehrere kleine Gelenke in Verbindung. Ihr Zusammenspiel sichert die Beweglichkeit der Lendenwirbelsäule. Diese Gelenke sind kleine, sehr komplizierte Strukturen, die durch Bänder, Muskeln und Bindegewebsfasern miteinander verbunden sind. Rezeptoren, die auf mechanischen Druck reagieren (Mechanorezeptoren), übermitteln den Schaltstellen im Gehirn und im Rückenmark ständig Signale über die Bewegungen der Wirbelsäule.

114

Zwischen jeweils zwei Wirbeln liegen die Bandscheiben, die zu 80% aus Wasser bestehen und wie ein Wasserkissen Druckschwankungen ausgleichen. Sie sind durch Bänder mit den Wirbeln zu einer Funktionseinheit – einem Wirbelsäulensegment – verspannt. Sie selbst sind schmerzunempfindlich und wirken nur durch Druck auf Nervenwurzeln schmerzauslösend.

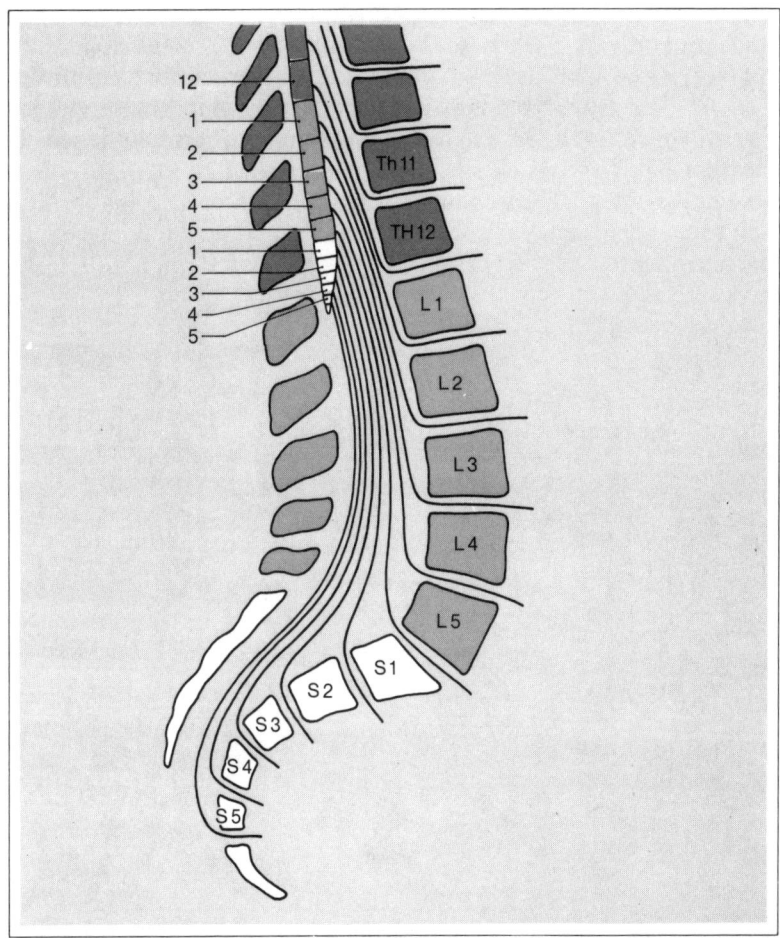

Abbildung 22: Der Verlauf der Nervenwurzeln im Wirbelkanal der Lendenwirbelsäule: Das Rückenmark endet in Höhe des 1. bis 2. Lendenwirbels. Die nach unten ziehenden Wurzeln bilden einen Pferdeschwanz (*Cauda equina*). Der Wirbelkanal ist im Schema nicht dargestellt.

Zwischen den Wirbeln, etwa in Höhe der Bandscheiben, liegen die Zwischenwirbellöcher. Es handelt sich dabei nicht um Löcher in den Wirbelknochen, sondern im Bindegewebe, durch welche die vom Rückenmark kommenden Nervenwurzeln aus dem Wirbelkanal austreten. Dieser wird durch Bindegewebe, Bänder und Teile der Wirbelknochen gebildet. Wie schon im Kapitel über den Aufbau des peripheren Nervensystems (s. S. 19) ausgeführt wurde, unterscheidet man eine vordere Wurzel mit motorischen und vegetativen Fasern und eine hintere mit sensiblen, auch schmerzleitenden Fasern. Außerhalb der Wirbelsäule verbinden sich die Nervenwurzeln zum spinalen Nerven mit Abzweigungen zu den vegetativen Geflechten, die vor der Wirbelsäule liegen. In und um das Wirbelloch sind diese empfindlichen Strukturen besonders leicht mechanischem Druck ausgesetzt. Die spinalen Nerven vermischen sich vor der Wirbelsäule zu Geflechten, aus denen die peripheren Nerven hervorgehen, die zu den Beinen ziehen. Je-

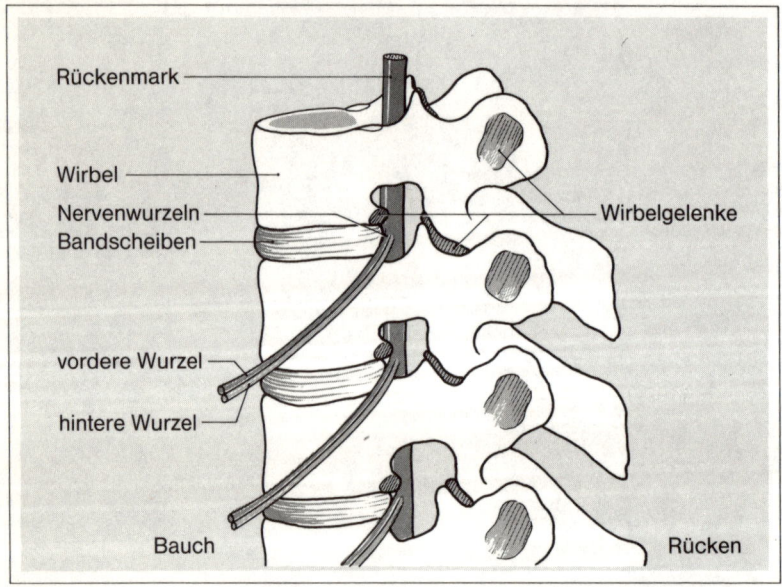

Abbildung 23: Das Wirbelsäulensegment und seine Strukturen (seitliche Ansicht).
Der Wirbelkanal, in dem das Rückenmark verläuft, und die Zwischenwirbellöcher, aus denen die Nervenwurzeln austreten, werden durch die dargestellten Knochen und nicht-dargestellten Fasern und Bänder gebildet.

der periphere Nerv enthält so Fasern aus mehreren Nervenwurzeln, so daß der Ausfall nur einer Wurzel nicht zu einer kompletten Muskellähmung führen kann.

Mit zunehmendem Lebensalter bilden sich an den knöchernen Wirbeln Randwülste und Zacken aus *(Spondylosis deformans),* die den Wirbelkanal und die Zwischenwirbellöcher einengen können. Die Bandscheibe verliert zunehmend Wasser, verknorpelt und verschmälert sich gleichzeitig *(Osteochondrose):* Der Mensch wird im Alter dadurch kleiner. Schließlich kommt es auch zu Veränderungen an den Wirbelgelenken *(Spondylarthrose)* und damit zu weiteren schmerzhaften Störungen der Beweglichkeit der Wirbelsäule.

Mehr oder minder ausgeprägte Veränderungen dieser Art lassen sich röntgenologisch bei den meisten Menschen schon vor der Lebensmitte nachweisen. Nach dem 70. Lebensjahr sind nur noch 10% aller Röntgenbilder normal. Man kann nicht oft genug betonen, daß Veränderungen im Röntgenbild nicht mit Krankheit und Schmerz gleichzusetzen sind. Ein Mensch kann durchaus röntgenologisch schwere Verschleißerscheinungen zeigen, ohne Beschwerden zu haben. Lediglich seine Beweglichkeit ist eingeschränkt. Die Gleichsetzung von schweren Veränderungen im Röntgenbild mit der Schmerzursache ist ein häufiger Grund für Therapieversager beim Kreuzschmerz.

3. Wie werden Kreuzschmerzen chronisch?

Kreuzschmerzen entstehen entweder durch organische Krankheiten oder durch funktionelle Störungen im Wirbelsegment. Letztere sind sehr viel häufiger. Wenn sie anhalten, führen sie ihrerseits wieder zu Verschleißerscheinungen oder lassen solche erst als krankhaft in Erscheinung treten. Am Ende ist es dann unmöglich, zwischen Verschleiß und funktioneller Störung klar zu unterscheiden.

Chronische Kreuzschmerzen sind die Folge einer andauernden Fehlsteuerung des schmerzleitenden Systems durch:

- andauernde Reizung von Schmerzrezeptoren innerhalb eines Wirbelsäulensegmentes (Lendenwirbel- oder LWS-Syndrom)
- andauernden Druck auf Nervenwurzeln (Wurzelreizsyndrom)
- Fortleitung von chronischen Schmerzen, die von den Eingeweiden übertragen werden

- andauernde Reizung des vegetativen Nervensystems fernab der Wirbelsäule (Herdsyndrom)
- psychische Einflüsse (Psychosyndrom).

II. Welche organischen Ursachen führen zu Kreuzschmerzen?

1. Kreuzschmerzen durch entzündliche Erkrankungen

Die *Wirbeltuberkulose* ist immer Folge einer Lungentuberkulose. Sie ist heute sehr selten geworden. Trotzdem sollte man immer noch daran denken, da die Lungentuberkulose unerkannt geblieben und ausgeheilt sein kann, ehe die tuberkulöse Erkrankung der Wirbel in Erscheinung tritt.

Die Patienten fühlen sich aufgrund der Infektion krank und haben Kreuzschmerzen, auch nachts. Funktionelle Störungen werden dagegen durch Bettruhe gebessert. Die Diagnose der Knochentuberkulose erfolgt röntgenologisch, die Behandlung medikamentös und operativ.

Der *Morbus Bechterew* ist eine entzündliche Erkrankung aus der Gruppe der rheumatischen Erkrankungen, die im Endstadium zu einer Versteifung der gesamten Wirbelsäule führt. Es erkranken vorwiegend jüngere Männer. Schmerzen sind nachts und besonders in den frühen Morgenstunden am heftigsten und verschwinden nach dem Aufstehen. Die Diagnose der Erkrankung macht nur im Frühstadium Schwierigkeiten, in denen Zeichen der Entzündung im Blut noch fehlen. Die Behandlung richtet sich gegen die rheumatische Entzündung.

Auch das Rückenmark selbst kann entzündlich erkranken (*Myelitis*) und zwar durch Virusinfektionen und durch eine multiple Sklerose. Schmerzen strahlen meist gürtelförmig vom Rücken aus. Die Symptome der Grunderkrankung weisen den Weg zur richtigen Diagnose.

Diese sehr seltenen entzündlichen Erkrankungen können zwar teilweise auch chronisch verlaufen, sie führen aber nicht zur Schmerzkrankheit. Der Schmerz ist nur ein Symptom unter anderen, allerdings im Beginn das führende. Der Arzt muß sie aber kennen und in seine Erwägungen mit einbeziehen, wenn ein Patient erstmals mit Kreuz- oder Rückenschmerzen in die Praxis kommt.

2. Kreuzschmerzen durch Geschwulstbildung

Tumore des Rückenmarks und der Nervenwurzeln sind ebenfalls sehr selten. Sie wachsen nur langsam und sind im Frühstadium schwer zu entdecken. Man kann sie mit Hilfe des *Computertomogramms* und einer Röntgenuntersuchung des Rückenmarkes *(Myelographie)* aufspüren. Bei der Myelographie wird ein wasserlösliches Röntgen-Kontrastmittel in den Rückenmarkskanal eingespritzt. Lediglich bei Überdosierung oder bei Verwendung nicht-wasserlöslicher Kontrastmittel kann es zu unangenehmen Kopfschmerzen kommen. In der Hand des Geübten ist die Methode gefahrlos. Das Computertomogramm dagegen ist ein modernes Röntgenverfahren ohne Belästigung des Patienten, dafür aber mit hohen Kosten verbunden.

Häufiger sind Absiedlungen von Krebsgeschwülsten *(Metastasen)* in den Wirbeln. Diese gehen besonders häufig von Krebsen der Bronchien, der Brust und der Vorsteherdrüse (Prostata) aus. Dabei machen die Metastasen vielfach früher Symptome in Form von Schmerzen als der Krebs, von dem sie ausgehen. Sie können aber auch stumm bleiben, und man entdeckt sie nur, wenn man bei einer Krebserkrankung das gesamte Skelett routinemäßig mit Hilfe einer *Knochenszintigraphie* absucht. Metastasen verursachen etwa 10% aller organischen Kreuzschmerzen.

Fallbericht:
Ein 61jähriger Patient leidet an einem Krebs der Vorsteherdrüse. In praktisch allen Wirbeln und in den Knochen der Arme und Beine sind von Anfang an Metastasen nachweisbar, ohne daß der Patient je Rücken- oder Knochenschmerzen bis dahin gehabt hätte. Erstmals drei Jahre nach der Diagnosestellung, in denen der Patient medikamentös behandelt wurde, begannen ischiasähnliche Schmerzen. Durch Behandlung mit *transkutaner Nervenstimulation* gelingt es seit einem Jahr, den Kranken so weit schmerzfrei zu halten, daß Schmerzmittel nicht notwendig sind.

3. Kreuzschmerzen durch Knochenentkalkung

Zu den organischen Ursachen von Kreuzschmerzen gehört auch die Entkalkung der Wirbelsäule *(Osteoporose)*. Sie tritt bei alten Menschen auf und führt zu schwer beeinflußbaren Kreuz- und Rückenschmerzen auch im Liegen. Durch die Entkalkung können

119

ganze Wirbel zusammenbrechen und zu Druck auf die Nerven-wurzeln führen. Die Diagnose ist röntgenologisch leicht zu stellen, die Behandlung jedoch schwierig. Manchmal hilft eine Röntgen-bestrahlung, manchmal muß man die Wirbelsäule operativ durch Verpflanzung eines Knochenspans stützen.

4. Kreuzschmerzen durch Unfallfolgen

Verletzungen der Wirbelknochen, z. B. komplizierte Brüche, können zu bleibenden Veränderungen der Wirbelsäule führen mit entsprechendem Schmerz, meist durch Zug an den Nervenwur-zeln.

Schwerer zu beurteilen sind die viel häufigeren Fälle, bei denen Monate und Jahre nach Unfällen chronische Kreuzschmerzen auf-treten. Es ist dann immer die Frage, ob der angeschuldigte Unfall zu vorzeitigen Verschleißerscheinungen an den Wirbelgelenken oder an der Bandscheibe geführt hat. Es sind Überlagerungen durch psychische Einflüsse sehr häufig, vor allem wenn seitens der Patienten der Wunsch nach finanzieller Entschädigung oder nach vorzeitiger Berentung besteht. Solche Patienten wandern dann nicht nur von Arzt zu Arzt, sondern auch von Gutachter zu Gut-achter.

5. Kreuzschmerzen durch Verschleiß (Wurzelreizsyndrom und Bandscheibenvorfall)

Die mit ca. 90% häufigste organische Ursache von Kreuzschmer-zen ist die Einengung von Wirbellöchern durch Knochenzacken und ein Vorfall der Bandscheibe mit Druck auf die Nervenwur-zeln, die in Höhe dieser Bandscheibe aus dem Wirbelkanal austre-ten. Je nachdem, in welcher Höhe der Wirbelsäule Nervenwurzeln gereizt werden, kommt es zu einer sehr charakteristischen Schmerzausbreitung. Aus anatomischen Gründen (s. Abb. 23) kann aber auch noch die nächstfolgende Nervenwurzel durch den Vorfall einer einzigen Bandscheibe mitgeschädigt werden. Dann verwischen sich die Symptome.

Da die vordere und die hintere Nervenwurzel bei ihrem Austritt aus dem Wirbelkanal eng beieinander liegen, werden motorische und sensible Fasern durch Verschleiß gleichermaßen geschädigt. Es kommt neben Schmerzen auch zu Störungen der Muskeltätig-keit bis hin zu Lähmungserscheinungen. Sie sind allerdings im Be-

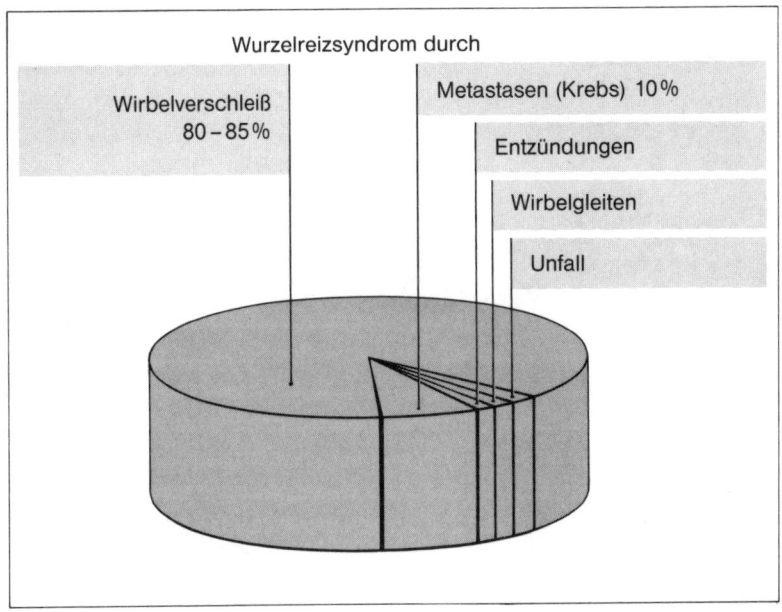

Wurzelreizsyndrom durch

Wirbelverschleiß
80 – 85 %

Metastasen (Krebs) 10 %

Entzündungen

Wirbelgleiten

Unfall

Abbildung 24: Die häufigsten Ursachen organischer Kreuzschmerzen und ihre prozentuale Verteilung.

ginn nur mit subtiler Technik zu erkennen. Neben der Prüfung der Muskelreflexe gehört hierzu vor allem das *Elektromyogramm (EMG)*, mit dem elektrische Ströme von bestimmten Muskeln, die nur von einer einzigen Nervenwurzel versorgt werden, abgeleitet werden. Damit ist die gestörte Nervenwurzel genau zu lokalisieren. Allerdings kann das EMG normal ausfallen, wenn überwiegend oder ausschließlich die hintere, sensible Wurzel geschädigt ist und die motorischen Fasern intakt bleiben. Dieses wertvolle Untersuchungsverfahren wird in der ambulanten Praxis leider zu selten angewendet, weil es fast ausschließlich von Neurologen durchgeführt wird, Patienten mit Kreuzschmerzen aber zunächst den Allgemeinarzt oder den Orthopäden aufsuchen.

Von der erkrankten Nervenwurzel gehen Schmerzreize entlang des peripheren Nerven zum Bein hin, aber auch über die hintere Wurzel zum Rückenmark. Dort wird der Schmerzreiz zunächst auf die Muskulatur des betroffenen Wirbelsegmentes umgeschaltet und löst eine schmerzhafte Verspannung und Verhärtung der

121

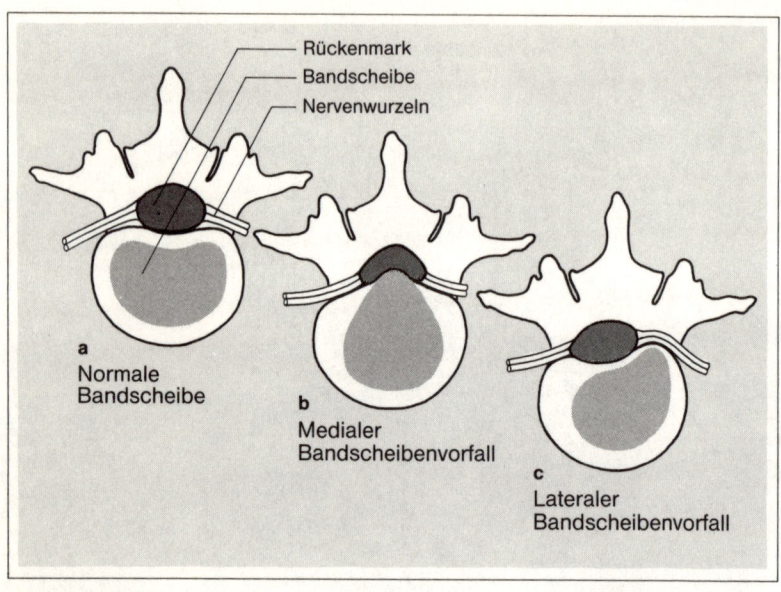

Rückenmark
Bandscheibe
Nervenwurzeln

a
Normale
Bandscheibe

b
Medialer
Bandscheibenvorfall

c
Lateraler
Bandscheibenvorfall

Abbildung 25: Lateraler (seitlicher) und medialer (zur Mitte hin gerichteter) Bandscheibenvorfall.

Rückenmuskeln (Hexenschuß) aus. Ein Kreislauf des Schmerzes beginnt, wo jede Bewegung einen zusätzlichen Schmerz erzeugt. Da die hintere Wurzel neben Schmerzfasern auch andere sensible Fasern u. a. für Berührungsreize enthält, kommt es durch eine Schädigung auch zu Mißempfindungen (Sensibilitätsstörungen) bis hin zur Taubheit in einem Bein. Damit ist das sogenannte Wurzelreizsyndrom voll ausgeprägt. Es entspricht dem, was man laienhaft unter »Ischias« versteht.

Bei den Bandscheibenvorfällen unterscheidet man zwischen einem *lateralen* Vorfall und einem *medialen* Vorfall. Beim lateralen Bandscheibenvorfall tritt die Bandscheibe zur Seite hin aus und schädigt die Nervenwurzeln nur einer Seite, beim medialen Vorfall kommt es zu einer Eindellung des Wirbelkanals mit Druck auf die beidseitigen Nervenwurzeln.

Sehr selten ist ein Bandscheibenvorfall zwischen dem 3. und 4. Lendenwirbel mit Schädigung der Wurzel des 4. Lendennerven (L4) und einer Schmerzausstrahlung an der Vorderseite des Oberschenkels und der Vorderseite des Schienbeines bis zum Innen-

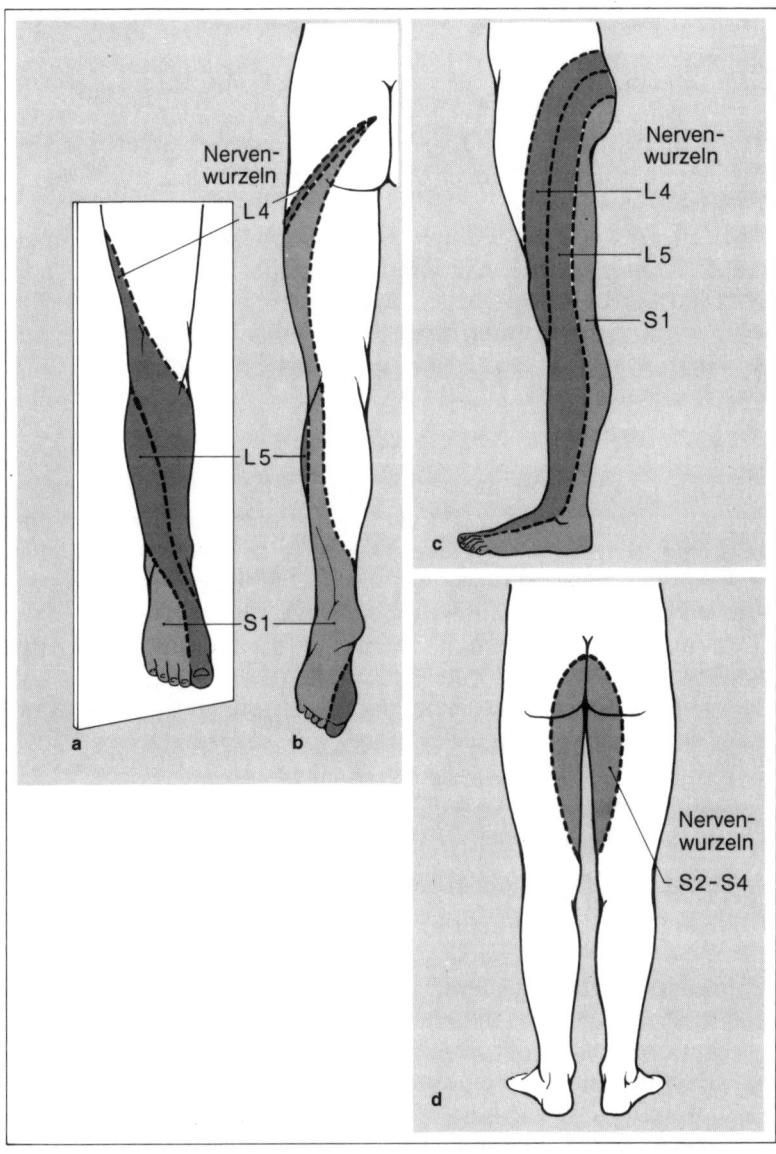

Abbildung 26: Schmerzausstrahlung und Zonen verminderter Berührungsempfindlichkeit (Taubheit) bei Bandscheibenvorfall. a: Ansicht von vorne; b: Ansicht von hinten; c: seitliche Ansicht; d: Sensibilitätsstörung (taube Zone) bei me-
dialem Bandscheibenvorfall mit Einklemmung der Wurzeln S2–S4. (Reithosen-
anaesthesie).

knöchel. Höher gelegene Bandscheibenvorfälle sind extrem selten.

Der Bandscheibenvorfall zwischen dem 4. und 5. Lendenwirbel (Nervenwurzel L5) ist mit ca. 44% sehr häufig. Schmerzen treten an der Außenseite des Ober- und des Unterschenkels auf und strahlen über den Fußrücken bis zur großen und manchmal bis zur 2. und 3. Zehe aus.

Mit ca. 56% am häufigsten ist ein Bandscheibenvorfall zwischen dem 5. Lenden- und dem 1. Kreuzbeinwirbel (Nervenwurzel S1). Dort hat die Lendenwirbelsäule ihre größte Beweglichkeit. Die Schmerzen ziehen hinten über Ober- und Unterschenkel zum Außenknöchel und zum Außenrand des Fußes bis zur 4. oder 5. Zehe. Sie verstärken sich wie bei allen Bandscheibenvorfällen beim Husten und Pressen.

Der sehr seltene, sogenannte mediale Bandscheibenvorfall betrifft die Bandscheibe zwischen dem 1. und 2. Kreuzbeinwirbel (Nervenwurzel S2). Hier treten nur noch sensible Fasern aus dem Wirbelkanal aus. Die Symptome sind sehr charakteristisch mit einer Empfindungsstörung hinten an den Oberschenkeln, wo bei Reitern der lederne Reithosenbesatz sitzt, und mit Störungen der Harn- und Stuhlentleerung: Hier muß sofort operativ eingegriffen werden.

Bei den übrigen Bandscheibenschäden braucht keineswegs immer operiert zu werden, im Gegenteil soll man sich abwartend verhalten und zunächst, gegebenenfalls unter Einhaltung von Bettruhe, mit Antirheumatika, Nervenblockaden und physikalischer Therapie behandeln.

Fallbericht:

Ein 65jähriger Patient hat seit einem Jahr Schmerzen an der Außenseite des Oberschenkels, die bis zur äußeren Fußkante ausstrahlen. Es besteht Taubheit an der Vorderseite des Unterschenkels. Der Patient ist seit einem halben Jahr in ständiger orthopädischer Behandlung.

Es wird zunächst eine neurologische Untersuchung veranlaßt. Das *EMG* ergibt einen Bandscheibenschaden zwischen dem 4. und 5. Lendenwirbel, das vom Neurologen zusätzlich veranlaßte *Computertomogramm* zeigt außerdem eine Einengung auch des Zwischenwirbelloches zwischen dem 3. und 4. Lendenwirbel. Der Neurologe empfiehlt eine Operation, ebenso der Neurochirurg, dem der Patient vorgestellt wird.

Letzterer lehnt jedoch eine Operation ab.

Es wird deshalb der Versuch einer *Akupunktur*behandlung mit 6 Sitzungen gemacht, die zunächst scheinbar ohne Erfolg bleibt. Vier Wochen später ist der Patient jedoch praktisch schmerzfrei (seit nunmehr einem Jahr) – ein nicht ungewöhnlicher Ablauf einer Akupunkturbehandlung. Hier war die Entscheidung, eine Operation abzulehnen, sicher zunächst richtig. Ob man sie auf die Dauer umgehen kann, muß der weitere Verlauf zeigen.

Die Erfolge von Bandscheibenoperationen sind relativ schlecht. Man kann mit Rückfällen in fast der Hälfte der Operierten rechnen. Sowohl Narbengewebe wie fortschreitende Verschleißerscheinungen können zu erneutem Druck auf die Nervenwurzeln führen.

Nicht ganz selten sind auch Fälle, bei denen schon vier bis zehn Wochen nach der gelungenen Bandscheibenoperation genau die gleichen Schmerzen wiederkehren, wie sie vor der Operation bestanden haben. Hier wird man dann, trotz sicher nachgewiesenem Bandscheibenvorfall vor der Operation, doch eine seelische Teilursache der Schmerzen unterstellen müssen.

Fallbericht:

Ein 58jähriger Patient leidet seit vier Monaten an Kreuzschmerzen mit typischer Schmerzausstrahlung vom Knie abwärts bis zum großen Zeh. *Myelographisch* wird ein ausgeprägter Bandscheibenvorfall zwischen dem 4. und 5. Lendenwirbel nachgewiesen. Der Patient wird umgehend operiert und ist auch zunächst völlig schmerzfrei. Fünf Wochen später treten jedoch exakt die gleichen Beschwerden wie vorher auf: Der Patient geht jetzt am Stock. Da alle Behandlungsversuche, einschließlich *Sakralblockaden* und *physikalischer Therapie* erfolglos bleiben, muß die Berentung eingeleitet werden. Danach werden die Kreuzschmerzen erträglicher, mit denen der Patient sich nun arrangiert hat.

Die Operation war technisch einwandfrei durchgeführt worden, und eine Auslösung der Schmerzen durch Narbengewebe oder andere nachweisbare Ursachen wurden durch entsprechende Nachuntersuchungen ausgeschlossen. Hier kann man nur eine seelische Verursachung der Schmerzen annehmen, deren Hintergründe, wie so oft, im dunkel bleiben.

Sehr selten gibt es Bandscheibenvorfälle ohne die typischen Zeichen der Nervenwurzelreizung, also ohne Lähmungszeichen und ohne Gefühlsstörung. Sie verursachen reine Kreuzschmerzen mit allenfalls geringer Schmerzausstrahlung ins Gesäß und werden deshalb als chronischer Hexenschuß behandelt. Sie können viele Jahre lang unentdeckt bleiben, sollten aber operiert werden, wenn die Kreuzschmerzen nicht anders beseitigt werden können: Die Diagnose kann durch eine *Myelographie* (unterhalb des 2. Lendenwirbels spricht man besser von einer *Radikulographie*) oder durch ein *Computertomogramm* gestellt werden; dies heißt nun nicht, daß der Arzt bei jedem Kreuzschmerz ohne Schmerzausstrahlung derart aufwendige Untersuchungsmethoden anwenden muß, bzw. daß der Patient sie verlangen sollte. Immerhin sollte man auch an diese seltenen Schmerzursachen denken.

6. Kreuzschmerzen durch Wirbelgleiten

Eine andere Ursache von ausstrahlenden Kreuzschmerzen ist eine gar nicht so seltene angeborene Fehlentwicklung der Wirbelsäule, das sogenannte Wirbelgleiten *(Spondylolisthesis)*. Dabei rutscht ein Wirbel teilweise über den folgenden nach vorne und zieht dabei an den dazugehörigen Nervenwurzeln. Aber nur in 2 – 10% entsprechender Röntgenbefunde bestehen auch Schmerzen. Man muß sich also hüten, die Röntgendiagnose mit einer Krankheit gleichzusetzen. Wo aber eine andere Schmerzursache, z. B. ein Bandscheibenvorfall, nicht gefunden wird, kann ein Wirbelgleiten durch einen chirurgischen Eingriff, bei dem der Wirbel durch einen Knochenspan geschient wird, beseitigt werden. Am häufigsten ist der 5. Lendenwirbel betroffen.

Sonstige Fehlbildungen von Wirbeln, u. a. eine Verschmelzung von Wirbeln, sind *nicht als Schmerzursache anzusehen! Entsprechende Diagnosen sind reine Röntgendiagnosen.*

7. Kreuzschmerzen durch Plexusschäden

Plexusschäden sind sehr selten und entstehen durch Einwachsen von Krebsgeschwülsten. Hier kann eine *Chordotomie* zur Schmerzlinderung notwendig werden.

8. Kreuzschmerzen durch Einklemmung von Spinalnerven

Eine seltenere, aber oft verkannte Ursache chronischer, hochsitzender Kreuzschmerzen – oberhalb der Hüftbeine in der Nierengegend – ist eine Einklemmung von Ästen kurzer Nerven (Spinalnerven), die von der Wirbelsäule zur Haut ziehen und bei ihrem Durchtritt durch die Hüllen der Rückenmuskeln eingeklemmt werden können. Dabei findet man etwa handbreit von der Mittellinie des Rückens sehr druckschmerzhafte Stellen. Einspritzungen von lokalen Betäubungsmitteln, mehrmals wiederholt, helfen fast immer. Eventuell ist ein kleiner operativer Eingriff *(Neurolyse)* notwendig. Man muß an diese Störung denken, wenn hochsitzende Kreuzschmerzen lange Zeit bestehen und allen Behandlungsversuchen trotzen. Sie werden von den Betroffenen öfter auch mit Nierenschmerzen verwechselt.

III. Kreuzschmerzen durch Funktionsstörung der Wirbelgelenke (Lendenwirbelsyndrom)

1. Wie entsteht eine Wirbelblockierung?

Funktionsstörungen der Lendenwirbelsegmente sind eine häufige Ursache chronischer Kreuzschmerzen bis hin zur Schmerzkrankheit. Das Kreuz ist aufgrund der erhöhten statischen und mechanischen Beanspruchung einerseits und der reichen Versorgung mit sensiblen Rezeptoren andererseits sehr störanfällig.

Wenn beispielsweise verspannte Rückenmuskeln durch falsches Sitzen beim Autofahren über lange Zeit an einem Wirbelsegment ziehen, treten zunächst lokale Reizerscheinungen auf:

- Es kommt an den Wirbelgelenken zur lokalen Verquellung des Bindegewebes der Gelenkkapseln und der die Gelenke verspannenden Bänder. Es bilden sich Schmerzsubstanzen. Ein Schmerzreiz entsteht am Wirbelgelenk.
- Der Schmerzreiz wird zum Rückenmark geleitet und auf die lokale Rückenmuskulatur umgeschaltet. Der Rücken schmerzt. Durch den Hartspann der Rückenmuskulatur ist die Beweglichkeit der Wirbelsäule nun schmerzhaft eingeschränkt, sie ist blockiert. Am häufigsten sind der 5. Lenden- und der 1. Kreuzbeinwirbel betroffen, also wiederum das Gebiet der größten Beweglichkeit der Lendenwirbelsäule. Außerdem blockieren

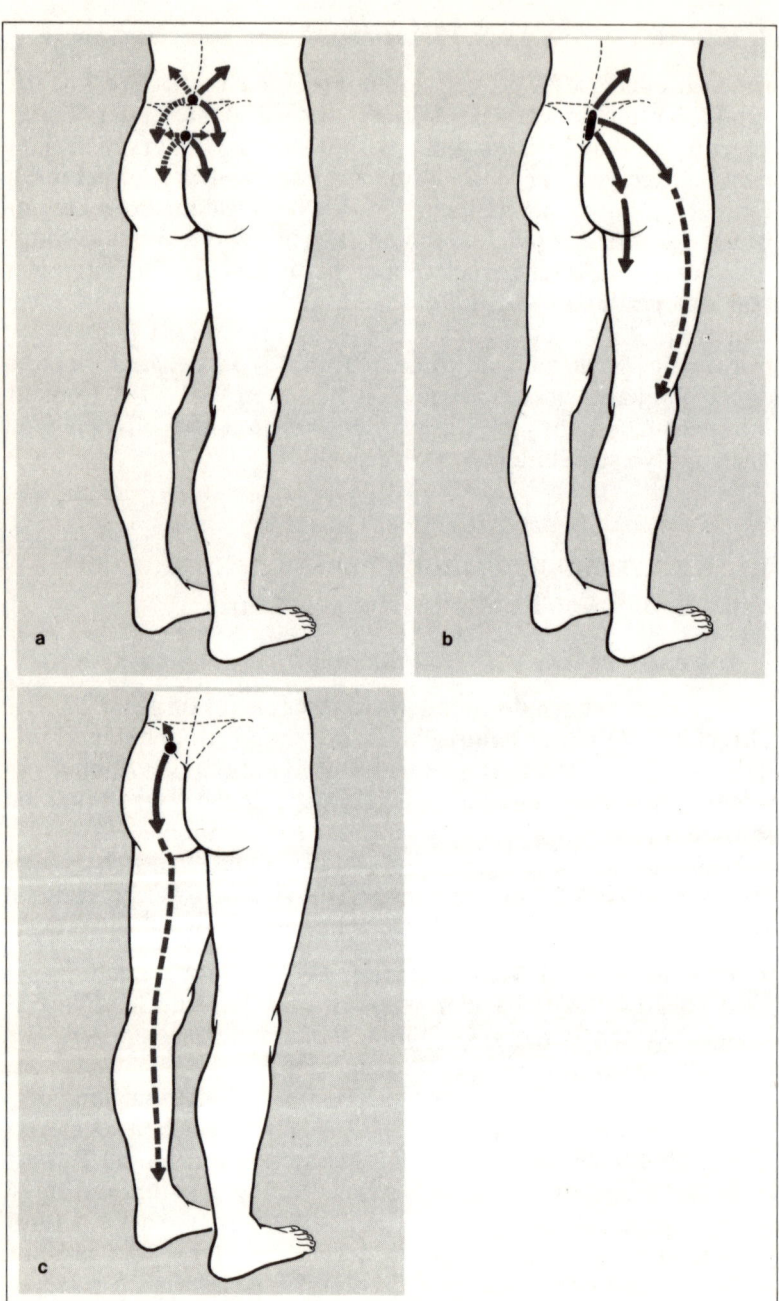

häufig auch die Gelenke, welche das Kreuzbein mit dem Becken verbinden (Iliosakralgelenke). Sie sind dann stark druckschmerzhaft.

Schmerzen durch eine Wirbelblockierung sind häufig beidseits und strahlen in der Regel nur bis zur Kniekehle aus. Manchmal kann isoliert auch ein Fersenschmerz bestehen. Es sind weder Muskellähmungen noch Sensibilitätsstörungen nachweisbar, da der Schmerz ja am Rezeptor und nicht durch einen Druck auf Nervenwurzeln entsteht. Die Schmerzen haben einen dumpfen Charakter und sind schlecht lokalisierbar, da sie durch langsamleitende Schmerzfasern übertragen werden. Im Gegensatz dazu sind bandscheibenbedingte Kreuzschmerzen von hellem Charakter und gut lokalisierbar, denn sie werden durch schnelleitende Schmerzfasern übertragen.

2. Was führt von der Wirbelblockierung zum Lendenwirbelsyndrom?

Bleibt eine Wirbelblockierung über längere Zeit bestehen oder greift sie auf andere Segmente über, kommt es zu folgendem Ablauf (s. auch S. 22 ff):

- Im Rückenmark wird der Schmerzimpuls auch auf vegetative Fasern umgeschaltet. Diese werden dadurch erregt, und eine Durchblutungsstörung ist die Folge. Sie wirkt sich je nach Stärke und Dauer der Reizung im Verlaufe eines Blutgefäßes von der Wirbelsäule zum Bein hin aus, denn die vegetativen Fasern ziehen zum Teil entlang der Blutgefäße.
- Die Durchblutungsstörung führt zur Bildung von Schmerzsubstanzen. Dadurch werden Schmerzrezeptoren fernab der Wirbelsäule gereizt: Ein zweites Zentrum, von dem Schmerzreize ausgehen, häufig an statisch besonders belasteten Stellen, z. B. am Kniegelenk, ist fernab der Wirbelsäule entstanden; das erste liegt im Wirbelgelenk. Die Folgen sind die gleichen wie oben beschrieben mit einer Muskelverspannung usw. Der Schmerz hat sich ausgebreitet.

Abbildung 27a–c: Die Schmerzausstrahlung bei funktionellen Kreuzschmerzen (Lendenwirbel- oder LWS-Syndrom).
a) Hoch- und tiefsitzender Kreuzschmerz, z.B. bei Erkrankungen der Beckenorgane, oft doppelseitig. b) Blockierung der Lendenwirbel. Schmerzen im Oberschenkel nur bei 10 – 15 Prozent der Kranken. c) Blockierung des Gelenkes zwischen Kreuz- und Hüftbein (Iliosakralgelenk).

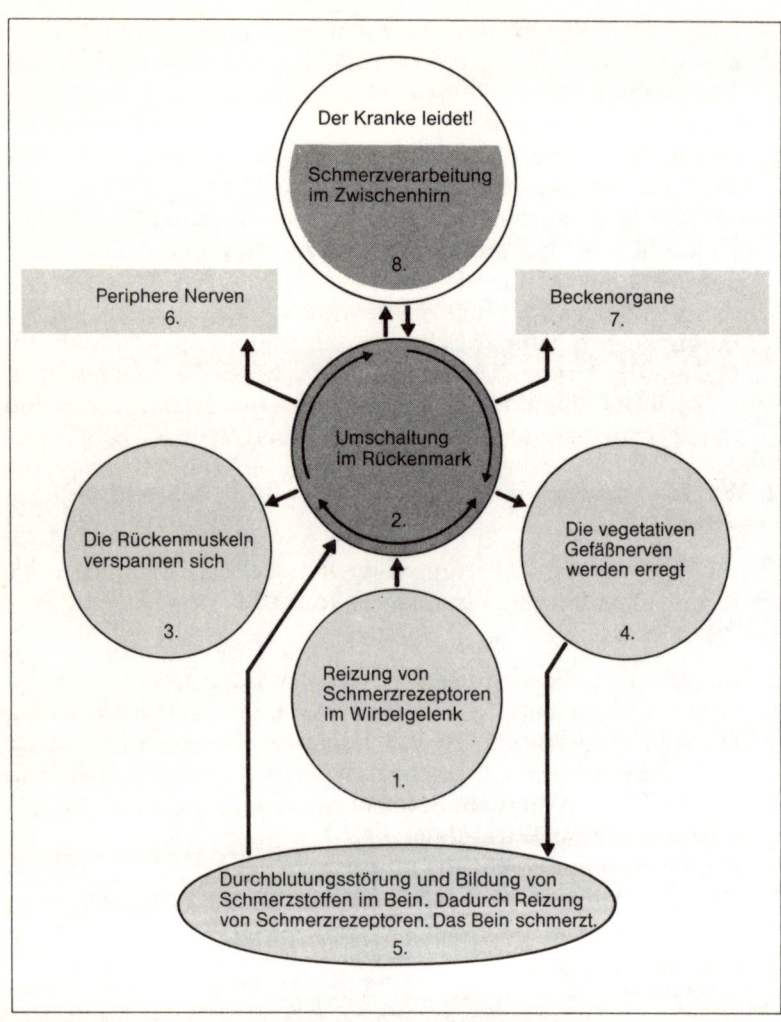

Abbildung 28: Die Ausbreitung eines Schmerzreizes beim Lendenwirbelsyndrom und Bildung eines zweiten Schmerzzentrums im Bein.

- Wenn die zugrunde liegende Wirbelblockierung nicht beseitigt wird, springt der Schmerzreiz im Rückenmark auf weitere Wirbelsegmente über. Er breitet sich von dort über vegetative Nervenfasern und rückläufig über sensible Fasern in mehreren peripheren Nerven in die Beine aus. Die Schmerzzone verbreitert sich. Der Schmerz ist chronisch geworden.

Dieser schematische Ablauf ist natürlich in Wirklichkeit fließend und braucht Wochen, Monate oder auch Jahre.

3. Lendenwirbelsyndrom und chronischer Schmerz

Am Ende der geschilderten Prozesse steht das ausgeprägte Bild des Lendenwirbelsyndroms (auch Pseudo-Wurzelreizsyndrom genannt). Es läßt sich vom Wurzelreizsyndrom aus organischer Ursache durch das Fehlen von Muskel- und von Gefühlsstörungen in den Beinen unterscheiden, da die Nervenwurzeln nicht geschädigt sind. Das EMG ist deshalb auch immer normal. Außerdem entspricht das schmerzende Gebiet nicht streng dem Versorgungsgebiet eines peripheren Nerven, sondern folgt der Ausbreitung von Blutgefäßen, da ja die Schmerzausbreitung zum Teil durch vegetative Gefäßnerven vermittelt wird.

Aber – und darin liegt der Fluch des Kreuzschmerzes – wenn eine chronische Reizung im Wirbelsegment nur lange genug besteht, werden dadurch Verschleißerscheinungen an diesem Segment zusätzlich in Gang gebracht oder beschleunigt. Damit wird unter Umständen vollends unentwirrbar, welcher Schmerz woher kommt, und man braucht sich über die hohe Rückfallquote von Schmerzen nach Bandscheibenoperationen nicht besonders zu wundern. Sie wäre sonst bei dem hohen Stand der chirurgischen Technik unverständlich.

4. Die Ursachen des Lendenwirbelsyndroms

a) Kreuzschmerzen durch Fehlbelastung

Chronische Fehlhaltung und Fehlbelastung treten beim Sitzen in Schule und Beruf, beim Autofahren, bei körperlichen Arbeiten und beim Leistungstraining im Sport auf. Sie führen zu Verbiegungen der Wirbelsäule und/oder zu einseitiger Verspannung der Rückenmuskeln und letztlich zu einer unnatürlichen Belastung

131

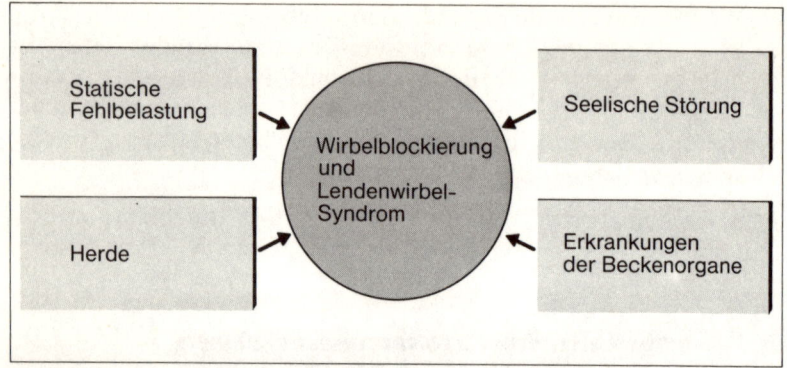

Abbildung 29: Die Ursachen funktioneller Kreuzschmerzen.

der Wirbelsegmente mit Blockierungen und ihren Folgen. Es handelt sich hier mehr um schlechte Gewohnheiten, die man bewußt ändern kann, wenn man sie rechtzeitig erkennt. Zu einer Fehlbeanspruchung im Kreuz führen aber auch Deformierungen des Skelettes, welche durch chronische Haltungsänderungen dann ausgeglichen werden. Zu diesen Schmerzursachen im weiteren Sinne gehören

- Platt- und Senkfüße
- Verschleißerscheinungen an den Knie- und Hüftgelenken (Arthrosen)
- Verkrümmungen der Wirbelsäule.

Es gibt nur wenige Menschen, die eine normale Wirbelsäule haben. Hohlkreuz, Schiefstand des Beckens und Fußdeformitäten gehören zu den häufigsten Ursachen von Kreuzschmerzen. Wenn keine orthopädische Abhilfe geschaffen wird, setzen sich die Schmerzen über die ganze Wirbelsäule bis in den Halsbereich fort und können auch dort Verschleißerscheinungen beschleunigen und zu Bandscheibenschäden führen. Manchmal ist dies ein wahrer Teufelskreis.

b) Kreuzschmerzen durch Erkrankungen der Beckenorgane

Eine wichtige Schmerzursache sind die übertragenen Schmerzen aus dem kleinen Becken. Die Schmerzfasern für die Beckenorgane – Harn- und Geschlechtsorgane – verlassen die Wirbelsäule im Bereich der oberen Lendenwirbel und des Kreuzbeins. Diese direkte Nervenbahn erklärt, daß Kreuzschmerzen in das Becken und umgekehrt Beckenschmerzen in das Kreuz übertragen werden können. Schmerzimpulse aus dem Becken werden im Rükkenmark umgeschaltet und führen über eine vegetativ vermittelte lokale Reizung an den Wirbelgelenken zur Wirbelblockierung mit ihren dumpfen, schlecht lokalisierbaren Schmerzen.

Kreuzschmerzen gehören zu den häufigsten Klagen, die der Frauenarzt in seiner Sprechstunde hört. Ein Hinweis darauf, daß bei der Frau funktionelle Störungen im Bereich der Geschlechtsorgane außerordentlich häufig und oft Ausdruck seelischer Störungen sind. Hier spielen Partnerkonflikte, psychische und physische Überlastung und Störungen im Sexualleben eine Rolle.

Im einzelnen handelt es sich um:

- Störungen durch Gewebseinrisse nach Geburten
- eine Verkrampfung des Halteapparates der weiblichen Geschlechtsorgane (tiefsitzende Kreuzschmerzen)
- Erkrankungen der Eileiter
- Senkung der Gebärmutter (hochsitzende Kreuzschmerzen, s. auch Abb. 27a).

Die genaue Untersuchung und Befragung ergibt dann den entscheidenden Hinweis für die richtige Diagnose und die Zuordnung der Kreuzschmerzen zu einer Erkrankung der Geschlechtsorgane, bei denen natürlich auch zusätzliche Beschwerden durch das jeweils erkrankte Organ bestehen. So häufig diese Patientinnen in der Praxis des Frauenarztes sind, so selten sind sie in einer Schmerzambulanz, wohl deshalb, weil die gynäkologische Ursache der Kreuzschmerzen richtig erkannt und entsprechend behandelt werden kann.

Auch bei Männern können Erkrankungen der Geschlechtsorgane, vor allem der Vorsteherdrüse, zu Kreuzschmerzen führen. Dies ist jedoch seltener als bei Frauen. Es handelt sich meist um Störungen aus seelischer Ursache.

Erkrankungen der ableitenden Harnwege, also Entzündungen und Geschwülste der Nieren, des Harnleiters und der Blase, können ebenfalls Kreuzschmerzen verursachen, doch nie als alleinigem Symptom. Hier muß die Grunderkrankung gesucht und behandelt werden.

Krebserkrankungen der untersten Darmanteile sind schmerz-los! Sie führen zu Blutungen.

Eine chronische Durchblutungsstörung der großen Blutadern des Bauchraumes durch Verkalkung löst dumpfe Bauchschmer-zen aus, die ins Kreuz ausstrahlen können. Sie sind sehr selten.

c) Kreuzschmerzen durch Fernwirkung (Herdsyndrom)

Als Ursache der verschiedensten Schmerzen wird immer wieder das Herdsyndrom oder einfach der »Herd« genannt werden. Man versteht darunter eine Fehlsteuerung des vegetativen Nervensy-stems, die zu Schmerzen an bestimmten Schwachstellen des Orga-nismus führt. Sie geht von kleinsten Entzündungsherden, beson-ders häufig im Kopfbereich, aber auch von den Eileitern, der Vor-steherdrüse und scheinbar unauffälligen Narben aus (siehe auch Seite 28 ff.).

- Vereiterte oder devitale Zähne sollen in 17% als Ursache von Kreuz- und Rückenschmerzen in Frage kommen
- chronisch entzündete Mandeln in über 8%
- chronisch entzündete Kieferhöhlen ebenfalls in über 8%
- Entzündungen von Eileiter und Vorsteherdrüse in 1,2%
- Narben irgendwo am Körper in 1%.

Ob diese Zahlen wirklich stimmen, ist schwer zu prüfen. Die Er-fahrung zeigt jedoch, daß es nützlich sein kann, systematisch nach solchen Herden zu suchen. Man kann vor allem Narben und ver-dächtige Mandeln mit lokalen Betäubungsmitteln um- bzw. unter-spritzen, damit die Nervenleitung unterbrechen und manchmal schlagartig die Schmerzen zum Verschwinden bringen. Es läßt sich also beispielsweise durch die Injektion eines Betäubungsmittels um eine chronisch entzündete Mandel ein Kreuzschmerz vorüber-gehend beseitigen. Damit ist dann der Beweis erbracht, daß die kranke Mandel Ursache oder doch wenigsten Teilursache des Kreuzschmerzes ist. Man wird sich dann in solchen Fällen meist entschließen, den verdächtigen Herd zu entfernen.

Hier muß man jedoch mit großer Kritik vorgehen. Jeder Ein-griff hat seine Risiken und seine Kosten. Wird ein Patient seine Mandeln noch verschmerzen können, so wird es bei den Zähnen schon teuer, und radikale Kieferhöhlenoperationen können mehr schaden als nutzen. Die Lehre von den »Herden« läßt sich leicht uferlos ausweiten. Ob es um zuviele Röntgenuntersuchungen durch Schulmediziner oder um überflüssige Herdbehandlungen durch Heilpraktiker und alternative Mediziner geht: Gerade ein Schmerzpatient sollte immer kritisch bleiben und im Zweifelsfall ruhig auch einmal über die zuständige Ärztekammer einen erfahrenen Schmerztherapeuten erfragen und diesen zusätzlich konsultieren.

d) Kreuzschmerzen als Ausdruck seelischen Leidens (Psychosyndrom)

Bei Kreuzschmerzen ist die Einfärbung des Schmerzbildes und des Leidensdruckes durch psychische Einflüsse besonders deutlich. Oft bedeutet der Schmerzkranke seiner Umwelt nicht nur, daß er ein Kreuz zu tragen hat, sondern noch mehr, daß er es nicht länger tragen kann. Ein seelischer Konflikt wird körperlich ausgedrückt, er wandelt sich in ein körperliches Symptom um, weil er »unsagbar« geworden ist. Das »Kreuz« wird zur symbolischen Botschaft an die Umwelt.

Versagenssituationen in Beruf oder Familie, die verdrängt werden, versteckte Aggressionen, die unbewußt bleiben, und Störungen im Sexualleben bilden häufig den psychischen Hintergrund von Kreuzschmerzen. Fragt man solche Patienten, ob sie familiäre oder berufliche Probleme haben, antworten sie völlig überzeugt mit einem »Nein«. Löst sich das Problem von selbst, verschwinden die Schmerzen ohne jede Therapie. Diese psychosomatischen Störungen zeigen sich charakterischerweise an Organen, die bereits vorgeschädigt sind, z. B. am Kreuz besonders oft nach Unfällen.

Fallbericht:
Ein 37jähriger Patient hatte vor vier Jahren während der Dreharbeiten zu einem Film einen Unfall mit einer sehr starken Rücken- und Beckenprellung. Er hatte es abgelehnt, sich für eine gefährliche Szene doubeln zu lassen. Seither bestehen Kreuzschmerzen ohne weitere Ausstrahlung bei körperlicher Belastung. Etwa ein Jahr später beginnen heftige Beinschmerzen mit einem Taubheitsgefühl im Unterschenkel, ein Bandscheibenschaden wird diagnostiziert und operiert.
8 Wochen später treten die gleichen Schmerzen wieder auf. Sie konnten bisher auch durch jahrelange orthopädische, chiropraktische und krankengymnastische Behandlung nicht beseitigt werden. Der Patient trägt seither ostentativ als »Mar-

kenzeichen« sommers und winters eine lange Fellweste, um seinen Rücken zu wärmen. Er fühlte sich seinem Beruf nicht mehr gewachsen und hat inzwischen eine Lehrtätigkeit an einer Schauspielschule aufgenommen.

Zwischenzeitlich hatte er erfolgreich eine Alkoholentziehung durchgemacht. Seine Umgebung, der er seine Schmerzen nicht nur durch seine Fellweste demonstriert, glaubt, wie er selbst, fest an einen Unfallschaden. Dahinter stehen jedoch erhebliche familiäre Probleme und außerdem Profilierungsängste bei einem Mann, der aus einer kinderreichen Arbeiterfamilie stammt und dessen drei Brüder sämtlich Akademiker geworden sind. Der Berufswechsel hat ihm durchaus eine soziale Aufwertung gebracht. Er lehnt jetzt jede schulmedizinische Behandlung ab und vertraut lieber entspannenden Techniken fernöstlichen Zuschnitts.

In anderen Fällen ersetzt die dauernde Anspannung der Rückenmuskeln den fehlenden inneren Halt, überdeckt innere Unsicherheit, und schließlich wird aus der Anspannung über eine Wirbelblockierung der Dauerschmerz. Auf ihn konzentriert sich der Kranke. Er fordert von seiner Umwelt Schonung, die ihn vor der gefürchteten Auseinandersetzung mit eben dieser Umwelt schützen soll. Er lebt fortan im Schutze seines Schmerzes, der ihm lieber ist als der offene Konflikt, in dem er zu unterliegen fürchtet.

IV. Wie erkennt man die Ursachen von Kreuzschmerzen

Die Befragung des Kranken ist wie bei den chronischen Kopfschmerzen wichtiger als jede technische Untersuchung. Die Fragen und ihre Bedeutung sind in der Tabelle 16 aufgelistet.

Anders als bei den Kopfschmerzen ist die körperliche Untersuchung bei Kreuzschmerzen sehr viel informativer. Der Patient wird von Kopf bis Fuß genau inspiziert. Man muß auf Deformitäten der Füße genauso achten wie auf Beinverkürzungen, Beckenschiefstand, Wirbelsäulenverbiegungen und auch auf Narben. Schmerzhafte Muskelstränge und druckschmerzhafte Punkte können ertastet werden. Eine Einschränkung der Beweglichkeit der Wirbelsäule bei Bewegungen ist leicht festzustellen, allein schon die Beobachtung des Patienten beim Ausziehen oder beim Aufste-

Frage nach:	Antwort spricht für:
Beginn	
plötzlich	Bandscheibenvorfall
allmählich	organische oder funktionelle Ursache
Dauer	
Tage bis Wochen	Hexenschuß (organische oder funktionelle Ursache)
Monate	Wirbelblockierung oder Wurzelreizsyndrom
Jahre	Wirbelblockierung, Verschleiß
seit Unfall	Wirbelsäulenschaden oder seelische Mitursache
seit Bandscheibenoperation	seelische Ursache
Häufigkeit	
von Zeit zu Zeit	Wirbelblockierung
bei jeder Bewegung	Wirbelblockierung oder Wurzelreizsyndrom
zunehmend	Tumor oder Bandscheibenvorfall
Lokalisation	
hochsitzend	Einklemmung von Spinalnerven. Erkrankung der Beckenorgane
tiefsitzend	Erkrankung der Beckenorgane. Plexusschaden (Krebs)
Kreuz und Gesäß	Wirbelblockierung
Kreuz und ein Bein	Wurzelreizsyndrom (EMG nicht normal)
	Wirbelblockierung (EMG normal)
Kreuz und beide Beine	Wirbelblockierung
Schmerzcharakter	
hell und gut lokalisierbar	Bandscheibenvorfall
dumpf und schlecht lokalisierbar	Wirbelblockierung
Tageszeit	
tagsüber	funktionelle oder organische Ursache
auch oder besonders nachts	Entzündungen
Begleiterscheinung	
Taubheitsgefühl im Bein	Wurzelreizsyndrom
Muskelschwäche im Bein	Wurzelreizsyndrom
Unterleibsbeschwerden	Erkrankung der Beckenorgane
Verstimmung und Schlafstörung	seelische Mitursache
Störung der Stuhl- und Harnentleerung	tiefsitzender Bandscheibenvorfall, sofort operieren!
Schmerz bei Husten und Pressen	Bandscheibenvorfall. Tumor

Tabelle 16: Die Befragung bei Kreuzschmerzen.

Untersuchungsmethode:	zur Erkennung von:
Laboruntersuchung	Entzündungen (Blutsenkung beschleunigt)
Elektromyogramm (EMG)	Einklemmung der Nervenwurzeln (motorische Fasern) durch Einengung der Zwischenwirbellöcher, Bandscheibenvorfall und Tumor
Röntgen	Wirbelgleiten Entkalkung der Wirbel Einengung der Zwischenwirbellöcher Ein Bandscheibenvorfall kann durch eine einfache Röntgenaufnahme nicht erkannt werden!
Myelographie und Computertomogramm	Einengung des Wirbelkanals durch Knochenzacken, Bandscheibenvorfall und Tumor
Knochenszintigramm	Wirbelmetastasen (Krebs)
Alle Untersuchungen normal = funktioneller Kreuzschmerz (Wirbelblockierung)	

Tabelle 17: Technische Untersuchungen bei Kreuzschmerzen.

hen von der Untersuchungsliege kann da wichtige Hinweise geben. Die Prüfung der Beinreflexe und eine Prüfung, ob es auf Berührung unempfindliche oder überempfindliche Stellen an den Beinen gibt, schließen sich an.

Aufwendige Laboruntersuchungen sind nicht notwendig. Einfache Blutteste, wie die Blutsenkung und Rheumateste – um Entzündungen auszuschließen – reichen zunächst aus. Eine Röntgenuntersuchung ist nur bei der Erstuntersuchung nötig und auch dies keineswegs immer. Häufige Kontrollen belasten den Patienten nur unnötig mit Strahlen und tragen wenig zur Diagnose und oft nichts zur Entscheidung bei, welche Therapie durchgeführt werden soll. Hier wird in Kliniken wie in der Praxis oft sehr gesündigt. Kritische Kliniker sind sich einig, daß 90% aller Röntgenuntersuchungen bei Rückenschmerzen überflüssig sind. Leider sind Ärzte nicht selten aus juristischen Gründen und gegen ihre Überzeugung gezwungen, doch zu röntgen, um sich nicht dem Vorwurf auszusetzen, nicht alles zur Klärung der Schmerzen getan zu haben, und sich vor Schadensersatzprozessen zu sichern. Auch gutachtliche Untersuchungen nach Unfällen sind meist mit Röntgenuntersuchungen zur Dokumentation von Befunden zwangsläufig verbunden.

Bei Tumorverdacht und bei begründetem Verdacht auf Bandscheibenvorfall kommt man mit der einfachen Röntgenaufnahme ohnehin nicht aus. Hier wird man eine *Myelographie (Radikulographie)*, eine *Computertomographie* oder auch ein *Knochenszintigramm* durchführen müssen. Das *Elektromyogramm* ist bei allen ins Bein ausstrahlenden Schmerzen, welche einen Bandscheibenvorfall vermuten lassen, einer Röntgenuntersuchung zunächst vorzuziehen.

V. Die Behandlung von Kreuzschmerzen

Was der Patient zur Heilung oder Linderung seiner Beschwerden braucht, sind nicht Serien von Spritzen, Saugmassagen, Hängungen und Streckungen, so hilfreich diese bei kurzdauernden Kreuzschmerzen sind. Der chronisch Kranke braucht gezielte Behandlung aufgrund einer klaren Diagnose und er braucht Zuwendung. Doch ist es sicher schwer, den psychischen Hintergrund des Kreuzschmerzes zu erfassen, besonders dann, wenn der Patient an der körperlichen Ursache *seiner* Schmerzen festhält.

Medikamentöse Behandlung

Antirheumatika, z. B. *Amuno* oder *Voltaren.* Man gibt ihnen vor rein schmerzlindernden Mitteln wegen ihrer entzündungshemmenden Wirkung den Vorzug, da es sich fast immer um Schmerzen handelt, die von lokalen Entzündungsprozessen ausgehen.
Muskelrelaxantien, z. B. *Muskel Trancopal* vorübergehend zur Muskelentspannung.
Tranquilizer, z. B. *Librium* oder *Tranxilium* bei deutlicher seelischer Spannung und bei Angstzuständen, jedoch nur vorübergehend.
Antidepressiva, evtl. in Verbindung mit *Neuroleptika:* Diese Medikamente sind sehr hilfreich, wenn bei chronischen Schmerzzuständen eine depressive Verstimmung deutlich ist. Sie können auch zur Dauertherapie gegeben werden.

Therapeutische Lokalanästhesie: Sie wird in allen ihren Varianten einschließlich der *Grenzstrangblockaden* bei jeglicher Art von Kreuzschmerzen eingesetzt und oft die Methode der ersten Wahl sowohl bei funktionellen wie bei organisch verursachten Kreuzschmerzen sein.

Die *manuelle Therapie (Chiropraxis):* Sie wird in der Regel nur bei funktionellen Störungen, nicht bei Bandscheibenschäden angewendet. Sie kann vor allem in der Hand des weniger Geübten gefährlich werden, da man im Kreuz erhebliche Kraft aufwenden muß, die schwer zu dosieren ist. Die manuelle Therapie ist äußerst wertvoll bei allen Schmerzen, die von einer Gelenkblockierung ausgehen.

Die *Akupunktur:* Sie beseitigt Schmerzen nur bei funktionellen Störungen. Der Fallbericht auf Seite 124 zeigt allerdings, daß es auch Ausnahmen von dieser Regel gibt. Bleibt eine Akupunkturbehandlung erfolglos, so sollte dies immer Veranlassung zu einer gründlichen neurologischen Untersuchung geben, da dann eine organische Ursache der Schmerzen vermutet werden muß.

Die *transkutane Nervenstimulation:* Sie ist wirksam beim Lendenwirbelsyndrom und anderen funktionellen Schmerzen.

Die *physikalische Therapie:* Sie wird unterstützend fast immer eingesetzt werden in Form von *Krankengymnastik, Stangerbädern* und *Packungen, Massagen* bei Muskelverspannung, *Elektrotherapie* und *Ultraschall*behandlung. Durch eine Lockerung der Muskeln und eine bessere Durchblutung der Gewebe wird die reflexartige Antwort des Organismus auf jeden Schmerzreiz – nämlich Muskelverspannung und Durchblutungsstörung – allmählich abgebaut. Bäder, Elektrotherapie und später Krankengymnastik sind äußerst wichtig besonders bei den bandscheibenbedingten Schmerzen, die zur Bettlägrigkeit oder weitgehenden Bewegungseinschränkung eines Patienten geführt haben. Mit der weiter in die Tiefe reichenden Elektro- und Ultraschalltherapie können auch die tiefer gelegenen Strukturen des Kreuzes, nämlich das Wirbelsegment selbst, erreicht werden.

Die *operative Behandlung:* Sie ist nur in maximal 5 Prozent aller chronischen Kreuzschmerzen erforderlich. Es gibt verschiedene Verfahren zur Entfernung eingeklemmter Bandscheiben, zur Beseitigung von Einklemmungserscheinungen durch Verengung der Zwischenwirbellöcher und des Wirbelkanals. Von nennenswerter

Häufigkeit ist außerdem noch die operative Beseitigung des Wirbelgleitens.

Seit kurzem besteht die Möglichkeit, in geeigneten Fällen, bei denen die bindegewebige Hülle der Bandscheibe erhalten ist, diese durch Injektion eines bestimmten Mittels zum Schrumpfen zu bringen und so die Nervenwurzeln zu entlasten (Chemo-Nukleolyse). Die Methode ist aber noch nicht ausgereift.

Neurochirurgische Verfahren mit Eingriffen an den Schmerzbahnen des Rückenmarks werden nur bei krebsbedingten Schmerzen durchgeführt.

Die *Psychotherapie:* Psychisch wirksame Verfahren unterstützen wie bei allen Schmerzzuständen die Behandlung. In geeigneten Fällen wird eine Psychotherapie durchgeführt werden können, für die Mehrzahl der Patienten sind Entspannungstechniken wie autogenes Training, transzendentale Meditation und Yoga eher geeignet.

Nacken-Schulter-Arm-Schmerzen

I. Warum sind Nacken-Schulter-Arm-Schmerzen so häufig?

Etwas weniger häufig als Kopf- und Kreuzschmerzen sind vom Nacken ausgehende und über die Schulter zum Arm ausstrahlende Schmerzen. In einer Schmerzambulanz sind sie die dritthäufigste Gruppe. Nach natürlich sehr ungenauen Schätzungen leiden 3 bis 5 Prozent der Bevölkerung an derartigen Schmerzen.

Der Nacken-Schulterbereich ist genauso wie das Kreuz besonders durch Druck und Zug beansprucht. Hier setzen die Muskeln an, die den Kopf mit der oberen Körperhälfte verbinden. Fehlhaltung und Fehlbelastung sind deshalb häufige Schmerzursachen, ebenso Verschleißerscheinungen. Im Vergleich zur Lenden- ist die Halswirbelsäule viel kürzer und hat nur 7 Wirbel, die viel kleiner als die Lendenwirbel sind und relativ enge Wirbellöcher bei einem sehr dicken Rückenmarksstrang haben. Außerdem ist sie insgesamt viel beweglicher in allen ihren Segmenten und deshalb sehr störanfällig.

Die oberen Extremitäten, also Arme und Hände, haben die Funktion von Greifwerkzeugen. Dementsprechend ist das Zusammenspiel von Gelenken und Muskeln sehr viel differenzierter als in der unteren Körperhälfte, die mehr statisch belastet wird. Dieses Zusammenspiel wird durch ein dichtes Netz von Nervenfasern und Blutgefäßen gewährleistet, so daß es schon massiver Eingriffe in die Nerven- und Blutversorgung bedarf, um Störungen der Muskeltätigkeit und der Durchblutung auszulösen. In der Haut, in den Ansatzstellen der Muskeln an den Gelenken, in den Gelenkkapseln und der gesamten Knochenhaut liegen Schmerzrezeptoren, die oft gleichzeitig auch auf mechanische, thermische und chemische Reize reagieren. Gelenke und Knochenhaut sind durch die relativ dünnen Muskeln direkten mechanischen Einwirkungen und Verletzungen leichter ausgesetzt als an den Beinen, wo die kräftiger ausgeprägten Muskeln besseren Schutz bieten.

Auch die Nerven selbst können leicht geschädigt werden. Im unteren Hals- und im Schulterbereich bilden die von der Wirbelsäule kommenden Spinalnerven ein peripheres Geflecht *(Plexus brachialis)* – Verletzungen bei Unfällen sind da durchaus nicht selten. Aus dem Plexus brachialis gehen dann die einzelnen Nerven hervor, die die Arm- und Handmuskeln versorgen und die z. B. am Ellbogengelenk und an den Handgelenken ebenfalls sehr nahe unter der Haut liegen.

Eine Besonderheit zeigt in der oberen Körperhälfte auch die Verteilung der Muskeln: Jeweils zwei und mehr Gelenke werden durch eine Muskelgruppe miteinander verbunden. So verspannt die Halsmuskulatur Nacken und Schulter miteinander, wobei ein Teil der Muskeln vorn an den Schlüsselbeinen, ein anderer am Schulterblatt ansetzt und die Kopf- bzw. Wirbelgelenke mit den verschiedenen Gelenken im Bereich der Schulter überspannt. Die Oberarmmuskeln ihrerseits verbinden Schulter- und Ellbogengelenk, die Unterarmmuskeln Ellbogen- und Handgelenk. Die Ansatzstellen der Muskelsehnen an den Knochen bzw. den Gelenkkapseln sind dicht mit multimodalen Rezeptoren besetzt, die Druck- und Berührungsreize zum Hirn signalisieren und damit erst die Koordination der Muskeltätigkeit ermöglichen. Die Schmerzausbreitung im Nacken-Schulter-Arm-Bereich folgt insbesondere bei funktionellen Störungen diesem Konzept: Die Schmerzreize springen eher von Gelenk zu Gelenk und schaffen dort jeweils ein neues Schmerzzentrum, als daß sie einen ganzen Arm gleichförmig erfassen.

II. Welche organischen Ursachen führen zu Nacken-Schulter-Arm-Schmerzen?

1. Schmerzen durch entzündliche Erkrankungen

Neben seltenen Schmerzursachen wie dem *Morbus Bechterew,* der *Gürtelrose* und der *rheumatischen Polyarthritis* sind rheumatische Muskelerkrankungen zu nennen:

Die *Polymyalgia rheumatica* betrifft meist ältere Frauen. Sie erkranken mit Muskelschmerzen vom Nacken bis zum Ellbogen und gleichzeitig vom Gesäß bis zum Knie. Die Muskulatur ist dabei stark druckempfindlich.

Die *Polymyositis* ist ebenfalls eine rheumatisch-entzündliche Muskelerkrankung, die weniger zu Schmerzen als zu einer Schwäche der Unterarm- und Handmuskeln führt und in jedem Lebensalter vorkommt. Die Blutsenkung ist bei beiden Erkrankungen beschleunigt, die Behandlung erfolgt mit *Cortison*.

2. Schmerzen durch Geschwulstbildung

Geschwülste als Ursache von Nacken- oder Armschmerzen sind sehr selten und gehen vom Rückenmark oder von Nerven außerhalb des Rückenmarkes (Neurinome) aus. Sie wachsen langsam und können durch Druck auf eine Nervenwurzel zu jahrelangen Schmerzen führen, bevor sie entdeckt werden. Die Schmerzen sind ähnlich wie bei einem Bandscheibenvorfall und entsprechen einem Wurzelreizsyndrom.

Häufiger sind Absiedlungen von *Krebsen* in Wirbeln und Knochen. Sie gehen besonders von Brust- und Bronchialkrebsen aus und können eher Symptome als die Muttergeschwulst machen. Sie sind im Röntgenbild mit spezieller Technik – *Tomographie* – darzustellen.

3. Schmerzen durch Unfallfolgen

Verletzungen im Bereich der Halswirbelsäule und des Nervengeflechtes der Schulter sind häufig. Besonders das sogenannte Schleudertrauma nach Autounfällen kann problematisch werden, wenn Einrisse der Kapseln der kleinen Wirbelgelenke oder feinste Knochensplitterungen nach einem Unfall unentdeckt bleiben. Auch können dadurch Wirbelblockierungen und vorzeitige Verschleißerscheinungen mit entsprechenden chronischen Schmerzen entstehen. Die Beurteilung solcher Unfallfolgen ist sehr schwierig.

4. Schmerzen durch Plexusschädigung

a) Der *Pancoast-Tumor* ist eine bösartige Geschwulst in der Lungenspitze, die in den benachbarten *Plexus brachialis* einwächst. Sie geht von einem Lungenkrebs bzw. von Krebsabsiedlungen in Lymphknoten des Brustraumes aus. Der Tumor führt zu reißenden Schmerzen in der seitlichen Brustwand und der Innen-

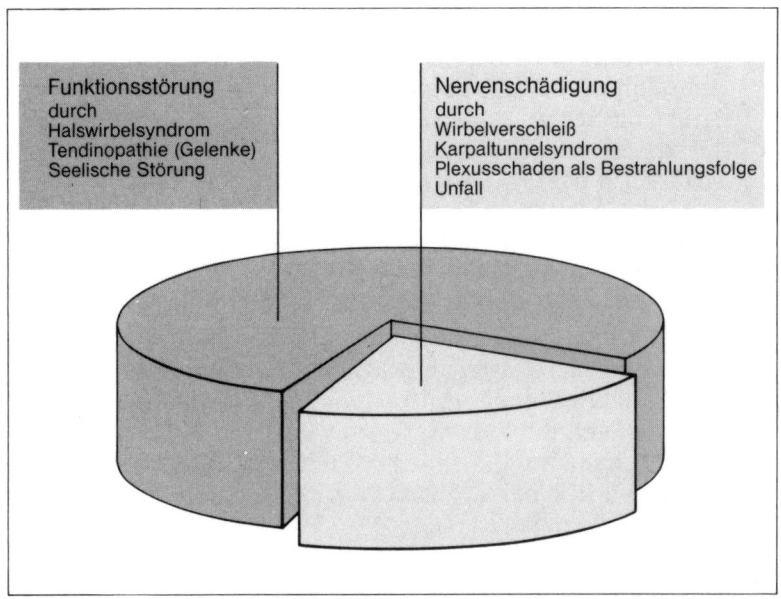

Funktionsstörung
durch
Halswirbelsyndrom
Tendinopathie (Gelenke)
Seelische Störung

Nervenschädigung
durch
Wirbelverschleiß
Karpaltunnelsyndrom
Plexusschaden als Bestrahlungsfolge
Unfall

Abbildung 30: Die häufigsten Ursachen von Nacken-Schulter-Arm-Schmerzen.
Funktionelle Störungen sind häufiger.

seite des Armes, die bis zum kleinen Finger ausstrahlen. Sie gleichen einer Schädigung der sensiblen Nervenwurzeln C8 und Th1 (s. Abb. 31). Die Diagnose ist besonders im Anfang schwierig, eine Schmerzlinderung ist meist nicht möglich, weder operativ noch durch Bestrahlung.

b) *Schmerzen als Bestrahlungsfolge:* Nach Bestrahlung von Brustkrebsen kann es noch nach Monaten oder Jahren durch eine Zerstörung von Nervengewebe im *Plexus brachialis* zu Schmerzen kommen, die einem Bandscheibenvorfall zwischen dem 6. und 7. Halswirbel (Nervenwurzel C7, s. Abb. 31) ähnlich sind. Der ganze Arm schmerzt bis zum Mittelfinger. Muskelschwäche und Taubheitsgefühl sind manchmal stärker ausgeprägt als Schmerzen. Je nach Ausdehnung des bestrahlten Bezirkes können die Symptome aber sehr variieren. Die Vorgeschichte führt zur Diagnose.

Fallbericht:
Eine 57jährige Patientin leidet seit einer rechtsseitigen Brustamputation mit nachfolgender Röntgenbestrahlung wegen Krebs an Schmerzen seitlich in der Muskulatur des rechten Halses, die zum Unterkiefer ausstrahlen und manchmal ausschließlich dort lokalisiert sind. Sie treten erst gegen Abend auf, halten auch im Liegen an, haben einen dumpfen, brennenden Charakter und sind praktisch durch Medikamente unbeeinflußbar. Es sind deshalb schon zahlreiche Zahnsanierungen durchgeführt worden, die die Schmerzen teils verbessert, teils verschlimmert haben. Die Patientin ist einfühlbar sehr deprimiert. *Antidepressiva,* auch *Antiepileptika* wie *Tegretal,* haben keinerlei Effekt. Durch *Stellatumblockaden* gelingt es jetzt, die Patientin für jeweils zwei Monate in einem erträglichen Zustand zu halten. Die Ursache der Schmerzen muß man in einer strahlenbedingten Nervenschädigung sehen.

c) Im Bereich des *Plexus brachialis* kann es sehr selten durch eine überzählige Rippe am Hals oder durch Druck auf einen Nerven durch verlagerte Sehnen zu Schmerzen kommen, die in den Arm ausstrahlen. Typischerweise werden sie durch Bewegung und Belastung im Schultergelenk ausgelöst. Die Diagnose wird durch das *Elektromyogramm* gesichert. Eine Operation kann die Schmerzen beseitigen.

5. Schmerzen durch Verschleiß (Wurzelreizsyndrom)

Die häufigsten organischen Ursachen chronischer Schmerzen an der Halswirbelsäule sind eine Einengung der Zwischenwirbellöcher und – seltener – Bandscheibenvorfälle durch Alterungsvorgänge. Röntgenologisch nachweisbare Veränderungen an der Halswirbelsäule findet man bei über 70jährigen in 100%, in der Lebensmitte bei zwei Drittel aller Untersuchten und schon im zweiten Lebensjahrzehnt bei über 10%. Sie sind also jenseits der Lebensmitte normal. Man muß sich auch hier vor der Gleichsetzung von Röntgenbefund mit Krankheit bzw. Schmerzursache hüten.

a) Die Einengung des Zwischenwirbelloches

Eine Einengung der ohnehin nicht sehr weiten Zwischenwirbellöcher durch eine Zackenbildung, die vom Wirbelknochen ausgeht, findet sich am häufigsten zwischen dem 4.und 5. (Nervenwurzel C5) bzw. dem 5. und 6. (Nervenwurzel C6) Halswirbel. Die Einengung führt zu einem Druck auf die Nervenwurzeln, Knochenzacken können aber auch in den Wirbelkanal hineinragen und zu einer Kompression des Rückenmarkes selbst führen. Die Patien-

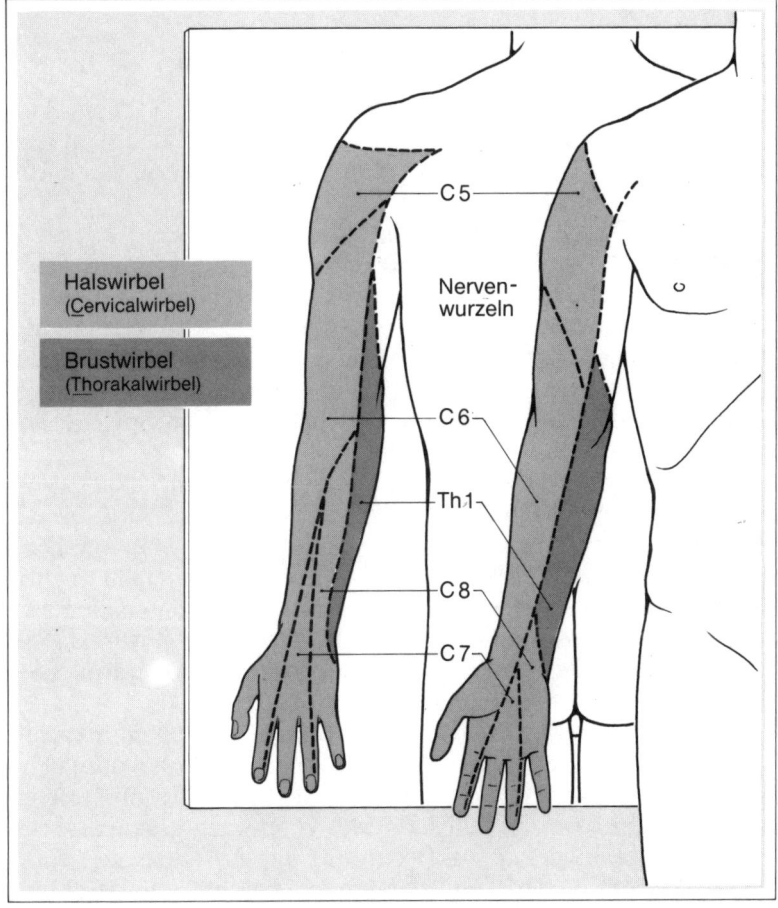

Abbildung 31a–b: Schmerzausstrahlung und Zonen verminderter Berührungsempfindlichkeit (Taubheit) bei Wurzelreizsyndrom der Halswirbel.

ten klagen über helle, gut lokalisierbare Schmerzen tief im Nak-ken, die seitlich zur Schulter und über die Außenseite des Armes zum Daumen hin ausstrahlen. Sie sind oft begleitet von Taubheits-gefühl und Kribbeln in den Fingern, außerdem von einer Schwä-che der Unterarm- und Handmuskeln: Die Patienten lassen alles fallen. Selbst wenn, wie es so häufig ist, mehrere Zwischenlöcher eingeengt und damit mehrere motorische Nervenwurzeln geschä-digt sind, kommt es trotzdem selten zu Lähmungen. Die Knochen-wucherungen, die zu dem geschilderten typischen Wurzelreizsyn-drom führen, müssen gegebenenfalls operativ beseitigt werden.

b) Wurzelreizsyndrom durch Bandscheibenvorfall

Auf 100 Operationen im Kreuz kommen nur 10 im Nacken. Aus-geprägte Bandscheibenschäden an der Halswirbelsäule sieht man also nicht sehr oft, sie sind auch seltener als die beschriebenen Ein-engungen der Zwischenwirbellöcher.

Charakteristisch ist die Lokalisation zwischen dem 6. und 7. Halswirbel. Die sensible Nervenwurzel (C7), die zwischen diesen Wirbeln aus dem Wurzelkanal austritt, versorgt die Knochenhaut des gesamten Armes. Deshalb kann der ganze Arm wehtun, und der Patient kann nicht genau zeigen, wo er Schmerzen hat. In an-deren Fällen werden die Schmerzen eher hinten am Oberarm ge-spürt, verlaufen am Unterarm zwischen Elle und Speiche und strahlen in den Zeige-, Mittel- und Ringfinger aus.

Oft ist gleichzeitig die Bandscheibe zwischen dem 5. und 6. Wir-bel (Nervenwurzel C6) geschädigt, mit Schmerzen auch an der Außenseite des Armes – also entlang der Speiche – bis zum Dau-men hin. Unter Umständen müssen beide Bandscheiben in einer Sitzung operiert werden. Selten sind Bandscheibenschäden zwi-schen dem 7. Hals- und dem 1. Brustwirbel (Nervenwurzel C8). Schmerzen strahlen dabei an der Innenseite des Oberarms über die Elle bis zum kleinen Finger aus.

Schmerzen durch Bandscheibenvorfälle entstehen oft ganz plötzlich durch eine körperliche Belastung. Sie werden durch Hu-sten und Pressen verstärkt, besonders aber durch Kopfbewegun-gen. Die Schmerzempfindlichkeit der Haut kann gesteigert sein, wie die Empfindlichkeit auf Berührung und für Hitze oder Kälte abgeschwächt ist. Aufgrund der typischen Schmerzausstrahlung kann die Diagnose oftmals leicht gestellt werden. Sie wird durch das *Elektromyogramm,* die *Myelographie* oder *Computertomo-*

graphie bestätigt. Eine Operation ist oft, aber keineswegs immer notwendig.

Fallbericht:

Ein 53jähriger Patient erkrankt plötzlich, nachdem er sich verhoben hat, mit schneidenden Schmerzen, die vom Nacken zur Hinterseite des Armes ziehen und besonders in den Mittel- und Ringfinger ausstrahlen. Gleichzeitig besteht ein elektrisierendes Gefühl vom Unterarm bis in die Finger. Dem Patienten fällt alles aus der Hand. Die *Myelographie* zeigt einen Bandscheibenvorfall zwischen dem 6. und 7. Halswirbel. Der Patient wird operiert. Nach einem viertel Jahr beginnen ähnliche Beschwerden, nicht so ausgeprägt, die auch am Unterarm außen bis zum Daumen hin ausstrahlen. Bei einer erneuten Operation werden die Bandscheibe zwischen dem 5. und 6. Halswirbel und Narbengewebe entfernt, das sich am Ort der Voroperation gebildet hatte. Seit dieser Operation ist der Patient nie mehr ganz ohne Schmerzen. Es wird deshalb eine psychische Störung durch erhebliche berufliche Konflikte angenommen, und der Patient unterzieht sich in einer psychosomatischen Klinik einer längeren Behandlung. Daraufhin sind die Beschwerden nur noch in leichter Form vorhanden. Nach einem Jahr verschlimmert sich der Zustand, die Schmerzen haben jetzt einen eher dumpfen Charakter, und ihre Ausbreitung ist schwer zu beschreiben. Das *Computertomogramm* zeigt erhebliche Einengungen der Zwischenwirbellöcher und auch des Wirbelkanals durch Knochenzacken vom 3. bis 5. Halswirbel. Eine erneute Operation ist nicht vorgesehen. Der Patient wird ständig intensiv krankengymnastisch betreut.

Hier ist die Ursache der bleibenden Beschwerden in fortschreitenden Verschleißerscheinungen an der Halswirbelsäule zu sehen mit einer gewissen psychischen Teilkomponente, die jedoch für den Verlauf des Leidens nicht entscheidend ist.

6. Das Karpaltunnelsyndrom

Die Einengung eines peripheren Nerven *(Nervus medianus)* verursacht beim Karpaltunnelsyndrom Schmerzen im Bereich des Handgelenkes. Sie strahlen in die Handfläche und die Finger, auch zum Ellbogen hin aus. Der kleine Finger bleibt dabei ausge-

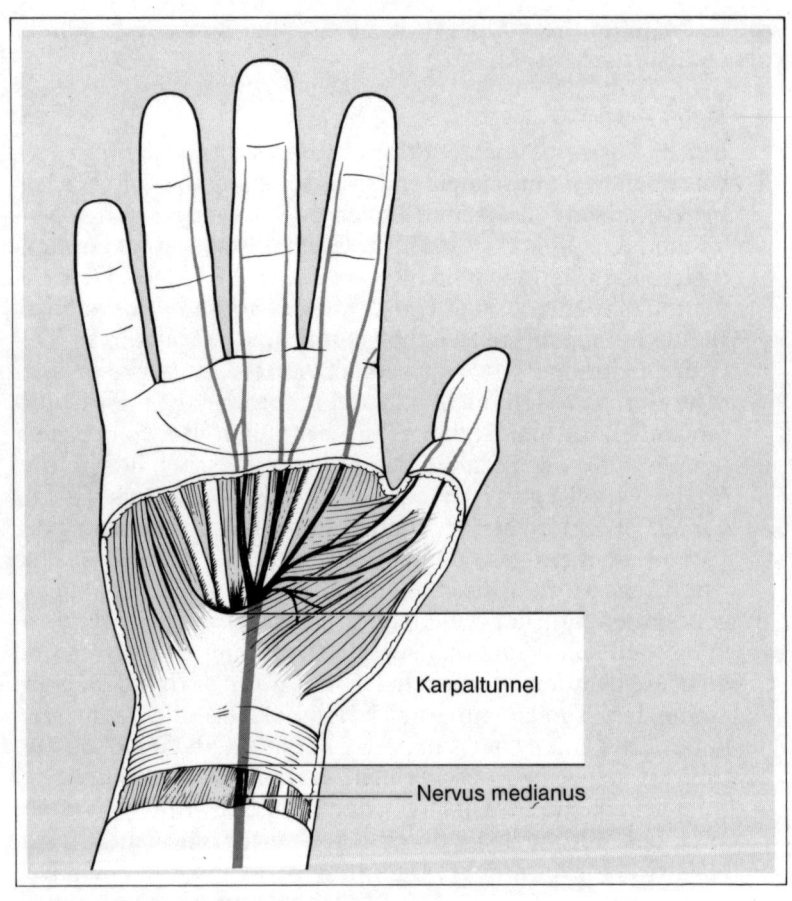

Karpaltunnel

Nervus medianus

Abbildung 32: Nervenverlauf am Handgelenk (Karpaltunnelsyndrom). Den kleinen Finger versorgt ein anderer Nerv: Er bleibt beim Karpaltunnelsyndrom schmerzfrei.

spart. Dies ist einer der typischen Fälle, in denen eine zunächst funktionelle Störung zum organischen Befund wird (s. auch Abb. 36).

Durch eine Lockerung und Verschiebung der kleinen Handwurzelknöchelchen kommt es zum Druck auf einen Nerven, der in der Mitte des Unterarmes verläuft und sich in der Handfläche auffasert. Die Schmerzen, die durch den Druckreiz ausgelöst werden,

150

treten anfangs nur nachts auf und meist nur bei Frauen. Steht die Patientin auf, ist der Schmerz wie ausgelöscht. Später kommt es durch den chronischen Druck zur Verdickung eines quer über die Handwurzel laufenden Bandes. Dies verstärkt den Druck auf den Nerven und führt zu Schmerzen bei jeder Handbewegung. Anfangs kann man noch mit manueller Therapie *(Chiropraxis)* des Handgelenkes helfen; man soll immer aber auch die Wirbelsäule am Ansatz der ersten Rippe mitbehandeln. Dort finden sich häufig Blockierungen, deren Beseitigung sich auf das Karpaltunnelsyndrom günstig auswirkt.

Später kommt nur noch eine Operation in Frage, sie ist allerdings nicht immer erfolgreich. Diese gar nicht seltene Erkrankung läßt sich durch das *Elektromyogramm* von Blockierungen der Halswirbelsäule mit ähnlichen Beschwerden abgrenzen (Fallbericht s. S. 37).

III. Nacken-Schulter-Arm-Schmerzen durch Funktionsstörungen der Wirbelgelenke und andere Ursachen

1. Die Schmerzausbreitung vom Nacken zur Hand als Kettenreaktion

Wie im Kreuz, so ist auch im Nacken die Blockierung eines oder mehrerer Wirbelsegmente die häufigste Ursache von Schmerzen mit folgendem Ablauf:

1. Schritt: Es bildet sich eine lokale Entzündung an den Kapseln und Bändern der Wirbelgelenke, die zu einem Schmerzreiz führt und die Beweglichkeit der Gelenke hemmt.
2. Schritt: Der Schmerzreiz wird im Rückenmark auf vegetative und motorische Nervenfasern umgeschaltet.
3. Schritt: Dadurch verspannt sich die Nacken- und Halsmuskulatur, die Wirbelblockierung ist komplett.
4. Schritt: Wenn sie nicht beseitigt wird, kommt es durch direkten Zug der verspannten Muskeln an ihren Ansatzstellen am Schultergelenk *und* durch die Erregung vegetativer Nervenfasern über eine lokale Verquellung des Bindegewebes an den Ansatzstellen der Muskelsehnen zu einer Entzündung. Schmerzsubstanzen werden gebildet,

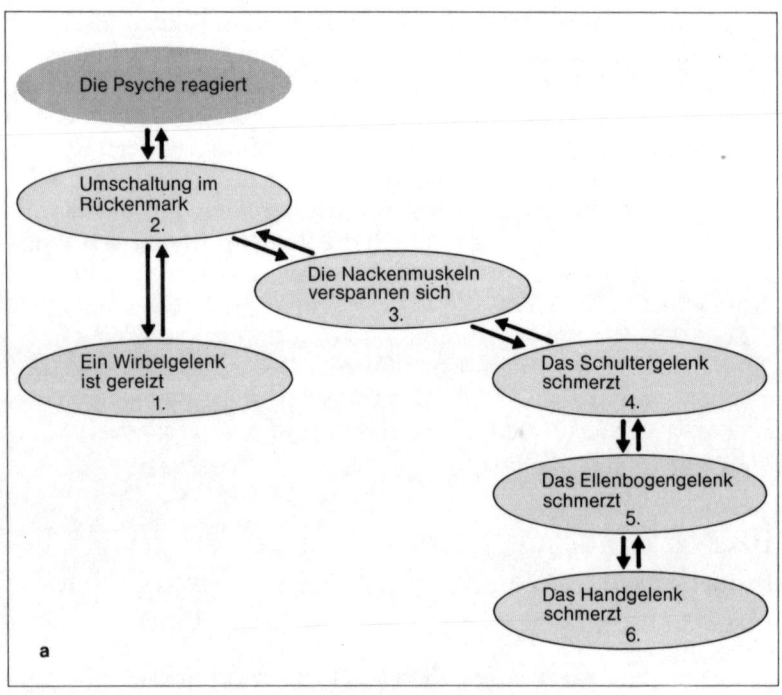

Abbildung 33a: Die Kettenreaktion des Nacken-Schulter-Arm-Schmerzes. Ausbreitung des Schmerzreizes über mehrere Gelenke.

die Schmerzschwelle wird gesenkt: Das Schultergelenk schmerzt bei jeder Bewegung. Ein neues Schmerzzentrum ist entstanden.

5. Schritt: Wenn die Wirbelblockierung und die Schultergelenksreizung nicht beseitigt werden, breitet sich die Störung auf den Ellbogen aus. Es entsteht eine *Tendinopathie* (Reizung der Ansatzstellen der Muskelsehnen am Ellbogengelenk).

6. Schritt: Auch das Handgelenk erkrankt, es kann sich ein *Karpaltunnelsyndrom* ausbilden (siehe Abb. 33a und b).

Dieser Ablauf ist wiederum schematisch dargestellt und kann im Einzelfall in allen denkbaren Varianten gesehen werden. Er ist dem Patienten selten bewußt und wird nicht spontan angegeben, sondern muß erfragt werden: Oft besteht gleichzeitig eine entspre-

chende Reaktion an den Beingelenken. Charakteristisch ist jedenfalls das Überspringen des Schmerzreizes von Gelenk zu Gelenk,
das jeweils zu einem neuen Schmerzzentrum fernab der Wirbelsäule führt und seinerseits Vorbedingung der weiteren Schmerzausbreitung ist. Der Schmerz ist chronisch geworden, und Rückwirkungen auf die Psyche mit Unlustgefühlen, Mißmut, Depression und Leistungsschwäche bleiben nicht aus: Der ganze Mensch
ist krank.

2. Das Halswirbelsyndrom

Am Ende steht dann das Halswirbelsyndrom (HWS-Syndrom).
Die Schmerzen strahlen in Schulter und Arme aus. Sie halten sich
nicht an das Ausbreitungsgebiet eines peripheren Nerven, sondern eher an den Verlauf und die Ausbreitung der Blutgefäße.
Eine Muskelschwäche tritt dabei nicht auf, auch kein Taubheitsgefühl. Die Schmerzempfindlichkeit der Haut ist eher herabgesetzt.
Je nach den Symptomen unterscheidet man ein oberes, mittleres
und unteres Halswirbelsyndrom. Das obere führt zu Kopfschmerzen und ist bereits beschrieben worden (siehe Seite 80).

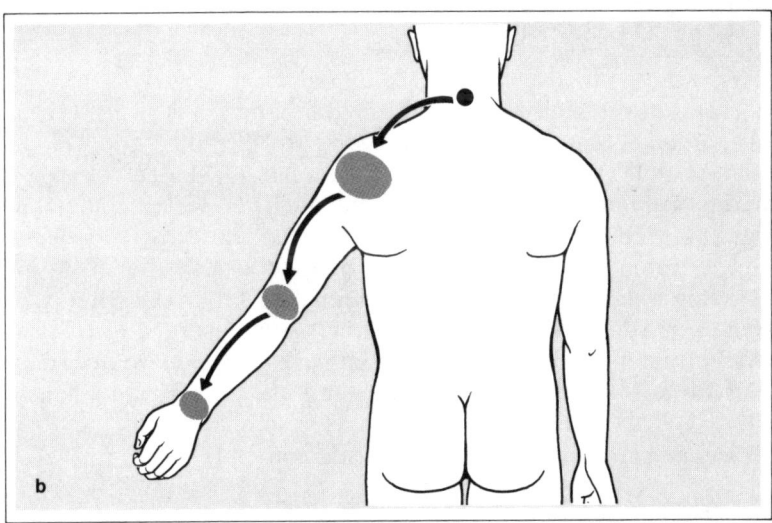

Abbildung 33b: Die Kettenreaktion des Nacken-Schulter-Arm-Schmerzes.
Ausbreitung des Schmerzreizes über mehrere Gelenke.

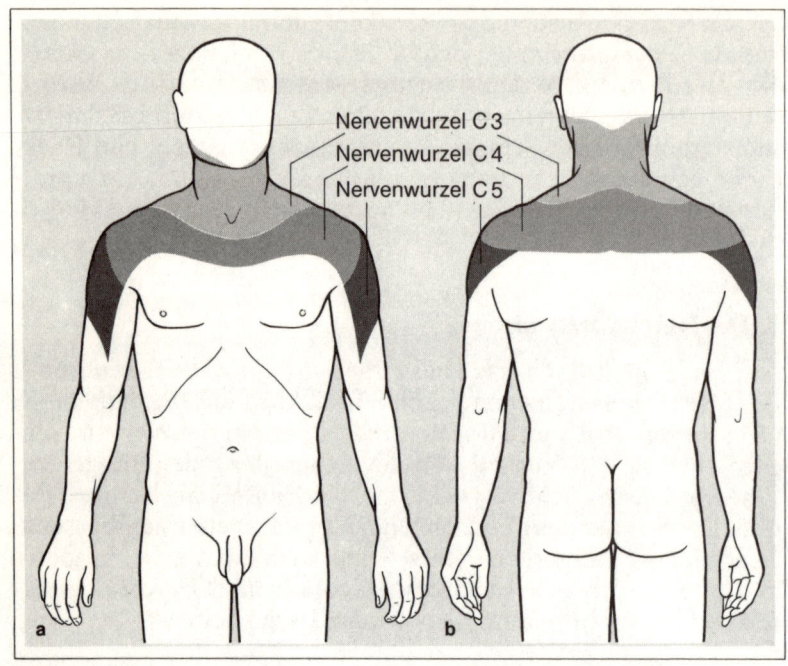

Nervenwurzel C 3
Nervenwurzel C 4
Nervenwurzel C 5

Abbildung 34: Schmerzzonen beim mittleren Halswirbelsyndrom.
a) von vorne, b) von hinten.

Das mittlere Halswirbelsyndrom geht vom 2. bis 5. Halswirbel aus mit einer Schmerzausstrahlung in Hals, Schulter, zum Schlüsselbein und in den Brustkorb. Die dumpfen, nicht recht lokalisierbaren Schmerzen lassen manchmal auch an »Herzschmerzen« denken, zumal Symptome wie Herzklopfen, Herzrasen und Herzstolpern dabei häufig sind: Dabei handelt es sich aber nicht um Zeichen einer Herzerkrankung, vielmehr sind es rein »nervöse« Symptome durch Reizung vegetativer Nervenfasern, die in diesem Wirbelsäulenabschnitt das Rückenmark mit den motorischen Nerven der vorderen Wurzel verlassen und zum Herzen ziehen. Umgekehrt kann deshalb auch ein Herzschmerz zu linksseitigen Störungen an den mittleren Wirbelsegmenten führen.

Fallbericht:
Ein 72jähriger Patient klagt, daß er nachts mit Herzklopfen und zeitweiligem Herzrasen aufwache. Sein Arzt hatte einen

154

Herzschaden diagnostiziert und ein *Digitalispräparat* verordnet. Es zeigte jedoch keine Wirkung. Die körperliche Untersuchung des Patienten ergibt eine deutliche Einschränkung der Beweglichkeit des Kopfes. Das *Elektrokardiogramm* ist völlig normal. Auf Befragen schildert der Patient, daß er immer auf dem Bauche schlafe: Wenn er sich auf die Seite lege, höre das Herzklopfen allmählich auf.

Hier handelt es sich eindeutig um ein mittleres Halswirbelsyndrom mit funktionellen Herzbeschwerden bei organisch gesundem Herzen. Das Herzpräparat wird abgesetzt, der Patient ist beruhigt und versucht jetzt, seine Schlafgewohnheiten zu ändern.

Das untere Halswirbelsyndrom (auch Schulter-Arm-Syndrom genannt) ähnelt eher einem Bandscheibenschaden, da dabei die Segmente vom 5. Hals- bis zum 1. Brustwirbel blockieren. Die

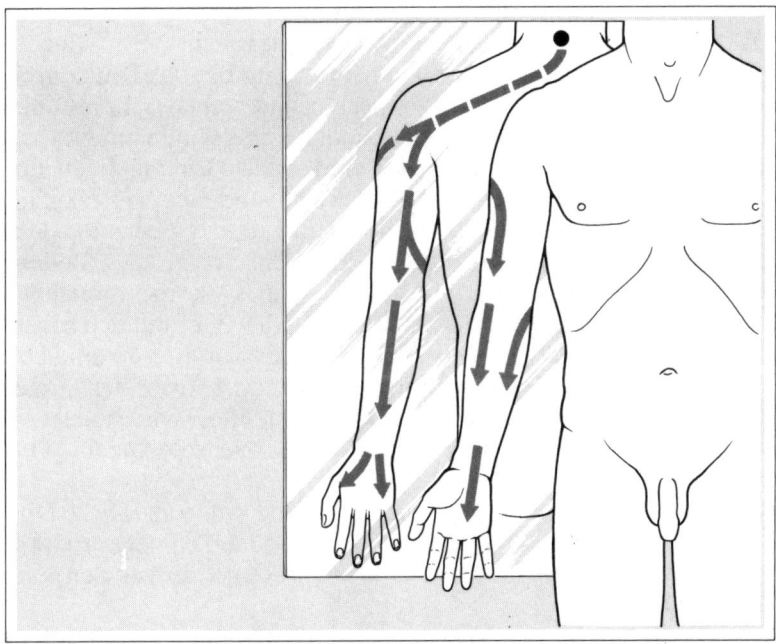

Abbildung 35: Die Schmerzausstrahlung beim unteren Halswirbel- oder Schulter-Arm-Syndrom.

Schmerzen ziehen seitlich zur Brust und strahlen über den Arm bis zur Hand aus. Besondere vegetative Symptome treten dabei nicht auf.

Vor einer Verwechslung mit einem Wurzelreizsyndrom schützt die genaue körperliche Untersuchung. Typisch ist die Ausstrahlung der Schmerzen ohne Bindung an den Verlauf eines Nerven und ohne Gefühlsstörungen. Das *Elektromyogramm* ist immer normal.

Fallbericht:
Ein 57jähriger Patient klagt seit einigen Monaten über Schmerzen an der rechten Halsseite, die an der Außen- und Hinterseite des Oberarmes über den ganzen Unterarm in die Finger ausstrahlen. Der Daumen ist ausgenommen. Der rechte Arm ist kraftlos. Wenn er herabhängt, schlafen die Finger ein. Außerdem bestehen Kreuzschmerzen mit Ausstrahlung in beide Leisten und beide Oberschenkel.
Die körperliche Untersuchung zeigt eine schmerzhafte Bewegungseinschränkung der Kopfdrehung nach beiden Seiten. Der Patient kann mit dem rechten Arm nicht ohne Schmerzen zur gegenüberliegenden Schulter und in das Kreuz greifen. Nacken- und Schultermuskeln sind rechts mehr als links stark verspannt. Die untere Lendenwirbelsäule schmerzt auf Beklopfen. Röntgenologisch finden sich Einengungen der Wirbellöcher vom 2. bis 5. Halswirbel und eine Verschmälerung der Bandscheibe zwischen dem 5. und 6. Hals- und dem 5. Lenden- und 1. Kreuzbeinwirbel, also an typischen Stellen. Psychisch ist der Patient auffällig mit Unkonzentriertheit, Weitschweifigkeit, Ängstlichkeit und dem Gefühl, den beruflichen Anforderungen nicht mehr gewachsen zu sein. Die neurologische Untersuchung ergibt jedoch trotz der ausgeprägten Verschleißerscheinungen der Halswirbelsäule keinen Hinweis für einen Druck auf die Nervenwurzeln. Das EMG ist normal.
Damit handelt es sich um ein Halswirbelsyndrom. Diese Diagnose ergibt sich schon aus der atypischen Schmerzausstrahlung, die sich nicht wie beim Wurzelreizsyndrom an den Verlauf eines peripheren Nerven hält.
Die Behandlung erfolgt *antidepressiv,* monatelang mit intensiver *Krankengymnastik,* mit *Akupunktur,* mit *Chiropraxis* und mit *Nervenblockaden.* Da keine Besserung eintritt,

kommt es schließlich zur Berentung. Trotzdem bestehen die gleichen Beschwerden weiter, es treten nun auch Schmerzen am Ellbogengelenk hinzu, später auch Schmerzen im rechten Knie und im rechten Fußgelenk. Operativ wird eine Narbe unterhalb des rechten Schlüsselbeines entfernt, in der man einen Herd vermutete. Seitdem bestehen auch noch Schmerzen, die von der neu gebildeten Narbe in den Hals und zum Unterkiefer ausstrahlen. Der Patient ist seit fünf Jahren in ständiger Behandlung bei verschiedenen Ärzten, gibt aber an, psychisch jetzt zufriedener und ausgeglichener zu sein, nachdem die beruflichen Belastungen weggefallen sind. Warum also kommen immer neue Schmerzen hinzu? Die Frage muß unbeantwortet bleiben.

Hier ist die Kettenreaktion der Schmerzausbreitung auch in der unteren Körperhälfte deutlich und hat zu einer wahrscheinlich lebensbegleitenden Schmerzkrankheit geführt.

3. Wirbelblockierung als Folge von Fehlbelastung

Eine Wirbelblockierung kommt in erster Linie durch eine chronische Fehlhaltung oder Fehlbelastung zustande, wie dies schon im Kreuzschmerzkapitel beschrieben wurde. So erzeugt z. B. berufsbedingtes Sitzen mit vorgebeugtem oder schiefgehaltenem Kopf, wie beim Schreibmaschinenschreiben, eine Dauerverspannung der Nackenmuskulatur. Eine Wirbelblockierung der unteren Halswirbel ist die Folge.

4. Wirbelblockierung als Folge übertragener Schmerzen

Die vegetativen Nerven zur Steuerung der Brust- und Oberbauchorgane (besonders Herz, Lungen und Galle) verlassen das Rückenmark zwischen dem 3. und 5. Halswirbel. Erkrankungen der genannten Organe können durch Umschaltung im Rückenmark auch zu Blockierungen an den mittleren Halswirbelsegmenten führen, jedoch nie als alleinigem Symptom: Die Symptome der Organerkrankung überdecken meistens etwaige Wirbelbeschwerden, so daß übertragene Schmerzen in der oberen Körperhälfte nicht die gleiche Häufigkeit und Bedeutung haben wie bei Kreuzschmerzen.

Fallbericht:
Ein 62jähriger Patient mit einer durch ein *Belastungs-Elektrokardiogramm* nachgewiesenen Durchblutungsstörung der Herzkranzgefäße hatte bisher nie typische Herzschmerzen. Er klagt plötzlich über Schmerzen unter dem Brustbein, die in den linken Hals und an die Innenseite des linken Oberarms ausstrahlen, also über typische Symptome einer *Angina pectoris*. Die internistische Untersuchung ergibt keine Verschlechterung des Herzbefundes. Auffällig ist dagegen eine schmerzhafte Bewegungseinschränkung der Kopfdrehung und eine starke Druckschmerzhaftigkeit links seitlich der mittleren Halswirbelsäule. Eine einmalige *chiropraktische Behandlung* führt zur bleibenden Schmerzfreiheit. Hier hat offenbar die Herzerkrankung zur Wirbelblockierung und diese wiederum zur Auslösung des typischen Herzschmerzes geführt.

Bestimmte Hautbezirke sind den inneren Organen durch nervöse Verbindungen zugeordnet, die über Schaltstellen im Rückenmark laufen. Eingeweideschmerzen können so direkt an der Haut empfunden werden. Z. B. kann eine Entzündung der Gallenblase Schmerzen unterhalb des rechten Schulterblattes machen, mit einer Überempfindlichkeit der Haut auf einen Schmerzreiz durch Kneifen. Diese Schmerzen haben lediglich eine diagnostische Bedeutung in akuten Krankheitsfällen.

5. Schmerzen der Schulter

Schmerzen sind nur in etwa 5% durch eine Entzündung *(Arthritis)* oder durch Verschleißerscheinungen *(Arthrose)* innerhalb des Gelenkes bedingt. Dies gilt auch für das Ellbogengelenk. Auch *Gicht* führt nur sehr selten zu Schulter- und gar nicht zu Ellbogenschmerzen.

Schulterschmerzen entstehen in den Weichteilen der Schulter, nämlich den Muskeln, Bändern und Sehnen, und an den Ansatzstellen der Sehnen an der Gelenkkapsel bzw. am Oberarmkopf. Diese Schmerzen können in die untere Halswirbelsäule übertragen werden bzw. umgekehrt Folge einer Wirbelblockierung sein.

Häufig ist die *Periarthritis humeroscapularis,* für die es in ihren fortgeschrittenen Stadien den deutschen Namen der schmerzhaften Schultersteife gibt. Es handelt sich um eine Erkrankung, bei

158

der entweder eine über das Schultergelenk laufende Sehne ver-
kalkt bzw. bei der eine Art Druckpolster zwischen dem Knochen
und der darüberlaufenden Sehne gereizt ist. Der Patient kann
seine Hand nicht auf die gegenüberliegende Schulter legen und
seine Faust nicht in das Kreuz stemmen. Später kommt es zur
Schrumpfung der Gelenkkapsel und zur Versteifung des Gelenkes. Die Schmerzen lassen dann nach. Diese Erkrankung kann
sehr schmerzhaft und langwierig sein. Die Behandlung erfolgt mit
Einspritzungen aus einem Gemisch von *Cortison* und *lokalen Betäubungsmitteln,* dies sollte man jedoch nicht mehr als dreimal
wiederholen. Mobilisation des Gelenkes durch *manuelle Therapie*
ist wichtig mit gleichzeitiger Behandlung der unteren Halswirbelsäule. Die *Akupunktur* hilft bei der Periarthritis oft sehr gut, auch
Stellatumblockaden werden angewendet. In verzweifelten Fällen
kann man eine *Röntgenbestrahlung* versuchen, jedoch nie als Methode der ersten Wahl. Eine Operation mit *Entfernung des Kalkes*
wird nur selten in Frage kommen.

Bei einer anderen schmerzhaften Störung kann der Arm nicht
seitwärts gehoben werden, weil die Bewegung des Oberarmkop-
fes im Gelenk durch ein Band gehemmt wird. Auch hier wendet
man *manuelle Therapie* und *therapeutische Lokalanästhesie* an.

Bei derartigen Schulterschmerzen wird man immer auch *anti-
rheumatisch wirkende Schmerzmittel* geben und die Behandlung
durch Krankengymnastik, weniger durch Massagen ergänzen.

6. Schmerzen am Ellbogen

Störungen des unteren Halswirbelsegmentes können durch die beschriebene Kettenreaktion auch zu Ellbogenreizungen *(Epicondylitis)* führen. Umgekehrt können Ellbogenerkrankungen auf die
Halswirbelsäule zurückwirken und dort Blockierungen verursachen. Es soll deshalb nie der Ellbogen allein, sondern nach Möglichkeit auch die Halswirbelsäule behandelt werden.

Am Ellbogen sind es die sogenannten *Tendinopathien* oder *Ten-
domyopathien,* die zu chronischen Schmerzen führen. Es handelt
sich dabei um eine Reizung der Ansatzstellen der Muskelsehnen
am Ellbogengelenk. Manchmal sind nur die sehnigen Endanteile
eines Muskels (Tendinopathie), manchmal mehr die muskulären
Anteile (Tendomyopathie) betroffen. Am Ellbogen tritt die Störung meist an der daumenseitigen Seite des Gelenkes auf: Wenn
man den Finger auf den vorspringenden Knochen dort legt und

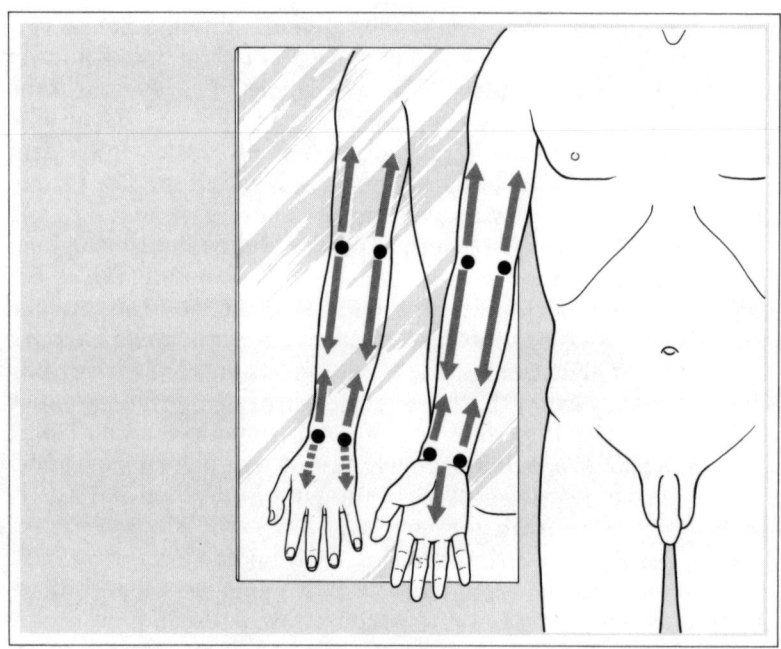

Abbildung 36: Triggerpunkte und Schmerzausstrahlung an Ellbogen- und Handgelenk (Epikondylitis bzw. Tendinopathie des Ellbogens und Karpaltunnelsyndrom bzw. dessen Vorstadien).

den Unterarm hin- und herdreht, kann man den Ansatz der Muskelsehnen fühlen. Die Stelle ist fast immer leicht druckempfindlich.

Tendinopathien treten vorzugsweise bei Personen zwischen 30 und 50 Jahren auf. Sehr oft sind sie Folge von Wirbelblockierungen. Sie werden durch Überlastung (u. a. Tennisspielen) und Kälteeinflüsse ausgelöst, man sieht sie aber auch bei psychischen Störungen, z. B. reaktiven Depressionen recht oft.

Fallbericht:
Ein 53jähriger Patient, erfolgreicher Geschäftsmann, ist in einer langwierigen beruflichen und familiären Krise. Er klagt über rechtsseitige Ellbogenschmerzen und kann mit dem

rechten Arm nichts heben und tragen. *Orthopädische Behandlung* einschließlich *Massagen* und *manueller Therapie* am Ellbogen und an der Halswirbelsäule sind ohne Erfolg geblieben. Eine *Akupunktur*behandlung bringt keine ausreichende Besserung. Durch eingehende Gespräche mit dem Patienten und muskuläre Entspannung durch *autogenes Training* gelingt es allmählich, bei dem Patienten eine Einsicht in die psychische Bedingtheit seiner Schmerzen und damit eine Änderung seiner Einstellung zu seiner Umwelt herbeizuführen. Schmerzen treten jetzt nur noch bei starker Belastung des rechten Armes auf.

Zur Behandlung wendet man lokale Einspritzungen mit *Cortison* und, wenn dies nicht hilft, eine *Ruhigstellung des Gelenkes* in Gips an. Manchmal ist eine Operation erforderlich. Es empfiehlt sich aber, vorher stets eine *Akupunktur*behandlung zu versuchen, die wahrscheinlich durch Anhebung der Schmerzschwelle die Belastbarkeit bei mehr als der Hälfte der Patienten wiederherstellt. Die zusätzliche Deblockierung der Wirbelsäule durch *manuelle Therapie* sollte nicht vergessen werden. Von medikamentöser Behandlung und physikalischer Therapie ist bei Ellbogenerkrankungen wenig zu erwarten.

7. Schreibkrampf und Schiefhals

Dies sind zwei seltene Funktionsstörungen, die nicht eigentlich zu den Schmerzkrankheiten gehören, die aber chronisch verlaufen und schmerzen können. Der *Schreibkrampf* ist Folge einer starken Verspannung der daumenseitigen Unterarm- und Handmuskulatur und tritt bei jedem Versuch zu Schreiben auf. Er hat immer psychische Ursachen. Neben der meist erfolglosen *Psychotherapie* (Verhaltenstherapie) kann man eine Behandlung mit *Akupunktur* versuchen, *Medikamente* sind nutzlos. Immer sollte der Patient dazu angehalten werden, entspannende Techniken zu erlernen.

Eine ähnliche Störung, ebenfalls durch psychische Einflüsse, ist der sogenannte neurogene *Schiefhals* mit einer zwanghaften, manchmal schmerzhaften Schiefhaltung des Kopfes. Dadurch werden Wirbelblockierungen mit ihren Folgen ausgelöst. Behandlungsversuche mit *Nervenblockaden, Akupunktur* und *Psychotherapie helfen in einigen Fällen (Fallbericht* siehe Seite 39).

8. Schmerzen durch Durchblutungsstörungen

Organische Durchblutungsstörungen durch Verkalkungsprozesse gibt es an den Armen, im Gegensatz zu den Beinen, praktisch nicht. Die Blutversorgung der oberen Körperhälfte ist so gut vernetzt, daß es niemals zu einer Mangeldurchblutung kommt. Kribbeln und Taubheitsgefühl in den Fingern, welche die Patienten ängstigen und an eine Durchblutungsstörung denken lassen, sind immer bedingt durch eine Reizung sensibler Nervenfasern, meist durch Wirbelblockierungen. Durchblutungsstörungen gehen immer mit einer blauroten Verfärbung der Finger einher, oder einzelne Finger werden plötzlich ganz weiß.

Eine typische Störung der arteriellen Durchblutung der Finger auf Kältereiz tritt fast nur bei jungen Mädchen und Frauen auf. Die Finger werden weiß und schmerzen durch eine Verkrampfung der Fingerarterien. Dieser sogenannte *Morbus Raynaud* entsteht aufgrund einer Fehlsteuerung der vegetativen Gefäßnerven unbekannter Ursache. Er kann manchmal mit *Nervenblockaden* oder mit *Akupunktur* behandelt bzw. gelindert werden. Wesentlich ist eine *Beruhigung* der Patientinnen.

9. Das Quadranten-Syndrom

Sehr selten sieht man eine schwere Störung der vegetativen Nerven in einem ganzen Viertel der oberen Körperhälfte, also im rechten oder linken Kopf-Schulter-Arm-Bereich. Sie entsteht

- durch eine Verletzung oder eine Entzündung der großen Blutadern im Hals- und Schulterbereich oder
- durch massive Blockierungen der Wirbelgelenke bis hinunter zum 3. Brustwirbel.

Das gesamte Körperviertel (Quadrant) kann schmerzen, wobei wahrscheinlich eine chronische Senkung der Schmerzschwelle durch eine Dauererregung vegetativer Fasern eine Rolle spielt. Die Schmerzausbreitung erfolgt dabei entlang der Blutgefäße und entspricht ausschließlich dem Versorgungsgebiet eines oder mehrerer großer Blutgefäße. Die Schmerzen werden von Durchblutungsstörungen, Schwitzen, allgemeiner Nervosität und Stimmungsschwankungen begleitet. Wahrscheinlich wird das Krankheitsbild durch psychische Einflüsse gestaltet, die aber oft schwer faßbar sind.

Man sollte dabei immer eine gründliche Herdsuche durchführen. Die Behandlung erfolgt vorwiegend mit *Nervenblockaden.*

IV. Schmerzen durch seelische Störungen

Generalisierte, d. h. an mehreren Gelenken gleichzeitig auftretende Schmerzen *(Tendinopathien)* können Ausdruck einer psychosomatischen Erkrankung oder auch einer Depression in einer unbewältigten Lebenssituation sein. Die isolierte Tendinopathie am Ellbogen symbolisiert manchmal eine Situation, der sich der Kranke hilflos ausgesetzt fühlt und die er nicht meistern kann. Der Arzt sollte genauestens den psychosozialen Hintergrund, d. h. das Verhältnis des Patienten zu seiner Umwelt – Familie und Arbeitsplatz – in diesen Fällen erfragen.

Sicher sind psychische Einflüsse auch beim *Wurzelreizsyndrom,* ebenso wie beim *Halswirbelsyndrom* häufig: Sie sind für den Arzt oft deutlich, aber dennoch kaum greifbar. Insgesamt scheinen Nackenschmerzen eher Ausdruck innerer Auflehnung gegen bestimmte Lebenssituationen zu sein, mit denen ein Patient nicht fertig wird: Er wird halsstarrig, er versucht sich zu be-haupten. *Psychotherapeutische* Bemühungen werden fast immer erfolglos bleiben. Eher kann man mit *psychisch entspannenden Techniken* und *medikamentös* mit *Tranquilizern* und *antidepressiv wirkenden Mitteln* helfen, insbesondere, wenn Angst, Spannung und depressive Verstimmung deutlich sind.

V. Die Erkennung von Nacken-Schulter-Arm-Schmerzen

Die Diagnostik geht nach dem gleichen Schema der Befragung, Inspektion, Betastung und Funktionsprüfung vor, wie es schon im Kreuzschmerzkapitel geschildert wurde.

An technischen Untersuchungen sind zunächst eine Blutsenkung zum Ausschluß entzündlicher Muskel- oder Gelenkerkrankungen und gfs. die Bestimmung der Harnsäure im Blut zum Ausschluß einer Gicht in der Schulter ausreichend. In unklaren Fällen, besonders bei Verdacht auf ein Wurzelreizsyndrom, werden röntgenologische Verfahren und das EMG eingesetzt werden.

Schmerzursache:	Häufigkeit:	Erkennung durch:
Wurzelreizsyndrom (organisch)	eher häufig	Heftiger, ziehender Schmerz. Typische Schmerzausstrahlung mit Taubheitsgefühl. EMG nicht normal.
Halswirbelsyndrom (funktionell)	sehr häufig	Dumpfer, schlecht lokalisierbarer Schmerz. Diffuse Schmerzausstrahlung ohne Taubheit. EMG normal.
Geschwülste	selten	Zunehmender Schmerz, diffuse Schmerzausstrahlung.
Entzündungen	eher selten	Gelenk- und Muskelschmerzen auch in der unteren Körperhälfte. Zeichen der Entzündung im Blut.
Plexusschaden	selten	In der Vorgeschichte Unfall oder Krebsbestrahlung. Eventuell Röntgenbild der Lungen nicht normal (Pancoast-Tumor).
Periarthritis humeroscapularis	häufig	Typische Bewegungseinschränkung im Schultergelenk.
„Tennis"-Ellbogen	häufig	Typischer Druckschmerz der Sehnenansätze am Gelenk.
Karpaltunnelsyndrom	nicht selten	Meist typische Schmerzangabe. EMG nicht normal.
Durchblutungsstörung	selten	Typische Farbänderung der Finger.
Seelische Störung	sehr häufig	Muß oft erst hinterfragt werden: Nervosität, Leistungsschwäche, Depression. Konflikte in Beruf oder Familie.

Tabelle 18: Die wichtigsten Ursachen von Nacken-Schulter-Arm-Schmerzen und ihre Erkennung.

VI. Die Behandlung der Nacken-Schulter-Arm-Schmerzen

Medikamentöse Methoden

Analgetika, z. B. *Aspirin* können bei reinen Nackenschmerzen genommen werden.

Antirheumatika, z. B. *Amuno* oder *Voltaren* gibt man häufig bei Gelenkerkrankungen mit gutem Erfolg.

Muskelrelaxantien, z. B. *Muskel Trancopal,* wirken sich bei starken Verspannungen der Nacken- und Schultermuskeln günstig aus.

Cortison wird als Depot-Injektion in Gelenknähe bei Tendinopathien gegeben, darf jedoch nicht mehr als dreimal wiederholt werden.

Tranquilizer, z. B. *Librium* oder *Tranxilium,* wird man anwenden, wenn Angst und Spannungszustände, insbesondere beim Halswirbelsyndrom im Vordergrund stehen, aber nicht als Dauertherapie.

Antidepressiva und *Neuroleptika* sind bei allen Zuständen erforderlich, bei denen eine Depression eine Rolle spielt bzw. eine psychische Verursachung deutlich ist. Sie können ohne Bedenken über längere Zeit gegeben werden.

Nicht-medikamentöse Methoden

Die *manuelle Therapie:* Sie ist führend bei allen funktionellen Störungen. Damit können vor allem die Gelenkblockierungen, die so erhebliche Auswirkungen in Form einer Kettenreaktion haben können, erfolgreich behandelt werden. Beim Wurzelreizsyndrom – also bei nachgewiesener Einengung der Nervenwurzeln – wird dagegen die manuelle Therapie als Routinemethode nicht angewendet. Nur sehr erfahrene Therapeuten können diese dann risikoreiche Behandlung durchführen.

Akupunktur: Damit kann man Schmerzen durch Muskelverspannungen, auch Tendinopathien und die Periarthritis humeroscapularis günstig beeinflussen. Sie hilft nur ausnahmsweise bei Wurzelkompressionen, Verletzungsfolgen und allen anderen organisch verursachten Schmerzen.

Die *transkutane Nervenstimulation:* Sie hat die gleichen Indikationen und Einschränkungen.

Die *therapeutische Lokalanästhesie:* Paravertebrale Nervenblockaden und Stellatumblockaden haben in etwa einem Drittel der Fälle eine befriedigende Wirkung. Blockaden des Plexus brachialis bei Pancoast-Tumor und bei Plexusschäden nach Bestrahlung eines Brustkrebses wie nach Unfällen soll man bei diesen schwerbehandelbaren Schmerzursachen trotz ihrer geringen Erfolgschancen anwenden.

Die *physikalische Therapie:* Eine *Massagebehandlung* hilft nur vorübergehend, trotzdem ist sie wahrscheinlich die am häufigsten verordnete Therapieform bei allen Schmerzen im Nacken-Schulter-Arm-Bereich.

Elektrotherapie kann man bei Schultererkrankungen einsetzen. Bei langwierigen Schulterschmerzen ist die aktive Behandlung des Patienten durch *Krankengymnastik* sehr wichtig und als unterstützende Maßnahme oft erfolgreich.

Operative Verfahren: Mit Operationen am Halswirbel wird man wie bei den Kreuzschmerzen sehr zurückhaltend sein, weil Rückfälle durch Narbengewebe und weitergehenden Verschleiß häufig sind. Nur bei ausgeprägter Einengung der Nervenwurzeln und völligem Versagen der vorgenannten Behandlungsverfahren bzw. bei fortschreitenden Symptomen soll operiert werden. Die Erfolge sind bei Operationen wegen Einengung der Zwischenwirbellöcher deutlich geringer als bei Bandscheibenoperationen und betragen nicht mehr als 50 – 70%.

Neurochirurgische Eingriffe wie eine *Rhizotomie* oder *Chordotomie* kommen nur selten in Betracht und praktisch nur bei Phantomschmerzen, der Zoster-Neuralgie und bei Krebsschmerzen. Befriedigende Erfolge werden damit in nur 15 – 40% erzielt.

Chronische Brustschmerzen

I. Wie entstehen Brustschmerzen?

Der knöcherne Brustkorb wird von der Brustwirbelsäule mit den zwölf Rippenpaaren und dem Brustbein gebildet, mit den Schultergelenken ist er durch die Schlüsselbeine verbunden. Hinten liegen die Schulterblätter auf. Schmerzen können von den zahlreichen Gelenken, welche diese Knochen miteinander verbinden, außerdem von den Muskeln und ihren Ansatzstellen an den Wirbeln ausgehen.

Die Organe des Brustraums sind bis auf die Lungen ebenfalls schmerzempfindlich: Am häufigsten sind Herzschmerzen durch eine Verkalkung der Herzkranzgefäße und Schmerzen durch einen Bronchialkrebs. Hier stehen aber die jeweiligen Grunderkrankungen im Vordergrund, die nicht erörtert werden sollen. Das gleiche gilt für die Geschwülste des Brustfells *(Pleuraendotheliom)*.

Es ist charakteristisch für fast alle Brustschmerzen, daß sie auch mit Angst verbunden sind. Jedem Schmerz folgt als Reaktion eine Verspannung der Muskulatur im Schmerzgebiet: Bei Brustschmerzen verspannen sich auch die Atemmuskeln, die in der Tiefe zwischen je zwei Rippen liegen und bei jedem Atemzug die Rippen auseinanderziehen. Sind sie verspannt, wird die Atmung schmerzhaft. Dies führt zu Angstgefühlen. Außerdem haben die meisten Patienten mit Brustschmerzen zunächst Angst, herzkrank zu sein oder vor einem Infarkt zu stehen.

II. Brustschmerzen durch organische Ursachen

1. Die Zoster-Neuralgie

Häufig sind chronische Nervenschmerzen nach Überstehen einer Gürtelrose (Zoster-Neuralgie). Das Virus führt zu einer *Erkrankung* des sogenannten *Spinalganglions,* einer spindeligen Auftreibung der sensiblen Nervenwurzel bei ihrem Durchtritt durch das Zwischenwirbelloch. Sie kann sich auch auf das Rückenmark und auf weitere Nervenwurzeln ausbreiten.

Die Infektion führt bei älteren Menschen zu einer bleibenden Schädigung sensibler Nervenfasern mit chronischen, oft unbeeinflußbaren Schmerzen. Der Nervenschmerz folgt der Ausbreitung des Interkostalnerven, zu dem die erkrankte Nervenwurzel gehört und der von der Wirbelsäule zwischen je zwei Rippen nach vorn zum Brustbein zieht. Im Bereich der Brustwirbelsäule bilden die Spinalnerven, die aus der Vereinigung der beiden Nervenwurzeln entstehen, keine Geflechte. Hier ist der spinale Nerv identisch mit dem peripheren Nerven.

Die Diagnose ist leicht zu stellen, da die Narben von den abgeheilten Bläschen der akuten Infektion das schmerzende Gebiet einrahmen. Durch *Nervenblockaden, Akupunktur* und *transkutane Nervenstimulation* kann eine Linderung versucht werden. *Neurochirurgische Eingriffe* sind die Ausnahme.

2. Schmerzen durch Geschwülste

Geschwülste des Rückenmarks, Nervengeschwülste *(Neurinome)* und bösartige Geschwülste der Wirbel und Rippen *(Plasmozytome)* können zu Druck auf die Interkostalnerven führen und dadurch zu ausstrahlenden Schmerzen seitlich des Brustkorbs. Besonders Neurinome sind nach Unfällen mit Rippenbrüchen als Spätfolge nicht ganz selten und können oft erst durch einen operativen Eingriff identifiziert werden.

Fallbericht:
Ein 55jähriger Patient hatte vor einem Jahr einen unkomplizierten Rippenbruch, der ohne jede Behandlung abheilte. Jetzt treten Schmerzen auf, wie sie für eine Neuralgie eines Interkostalnerven typisch sind: Sie strahlen von einem druckschmerzhaften Punkt am seitlichen Brustkorb nach vorn aus.

Blockaden des Interkostalnerven helfen vorübergehend. Da die Schmerzen immer wiederkehren, wird der Patient schließlich *neurologisch untersucht* und ein *Knochenszintigramm* veranlaßt. Dieses ergibt Verdacht auf eine bösartige Zellgeschwulst (Plasmozytom) in der Rippe. Der Patient wird *operiert,* der Verdacht auf einen Tumor bestätigt sich jedoch nicht, vielmehr zeigt sich, daß sich am Ort des alten Rippenbruches ein Neurinom gebildet hat. Dieses wird entfernt. Schon eine Woche nach der Operation treten die Schmerzen im gleichen Gebiet wieder auf und kehren von Zeit zu Zeit in den nächsten drei Jahren wieder. Dann verstärken sie sich plötzlich unerträglich in Verbindung mit einem zusätzlichen Schmerz unter dem Brustbein, der in den Kiefer ausstrahlt. Dabei besteht ein starkes Angstgefühl. Es wird die Diagnose einer Angina pectoris gestellt. Eine Woche später erleidet der arbeitsbesessene Patient, der die Krankenhauseinweisung abgelehnt hat, einen Herzinfarkt. Es muß eine Herzoperation durchgeführt werden, nach der die Brustbeinschmerzen nicht mehr auftreten. Die seit Jahren bekannten seitlichen Brustschmerzen bestehen jedoch weiter.

Der Nervenschmerz dieses Patienten hat, wie so oft, sicher auch eine seelische Ursache: Er ist wahrscheinlich körperlicher Ausdruck für unbewußte Angst- und Spannungszustände. Nur immer wiederholte, gründliche Untersuchungen schützen vor Fehldiagnosen.

An bösartige Erkrankungen muß man immer denken, wenn eine scheinbar harmlose *Interkostalneuralgie* jeder Behandlung trotzt. Daß auch ein *Knochenszintigramm* nicht vor Fehldiagnosen schützt, zeigt allerdings der oben geschilderte Fall.

Fallbericht:
Ein 36jähriger Mann klagt seit sechs Monaten über Schmerzen in der seitlichen Brustwand. Er wurde bisher mit *Kurzwellen* und *Neuraltherapie* behandelt, aber nur bei dem ersten Arztbesuch körperlich untersucht. Die Untersuchung zeigt jetzt eine Verdickung im Verlauf einer Rippe. Die daraufhin eingeleiteten Untersuchungen führen zur Diagnose eines sehr bösartigen Blutkrebses, sie kam in diesem Fall gerade noch rechtzeitig.

Krebsabsiedlungen in den Wirbeln können stumm bleiben oder unklare, längs der Rippen ausstrahlende Rückenschmerzen verursachen. Diese werden durch Husten und Niesen verstärkt. Sie können in die vegetativen Nervengeflechte vor der Wirbelsäule einwachsen und durch Vermittlung der vegetativen Nerven, die von der Brustwirbelsäule kopfwärts ziehen, auch dort zu Krankheitserscheinungen in Form von Schwitzen und zu einer Störung der Pupillenfunktion führen: Die Pupille auf der erkrankten Seite erweitert sich nicht mehr *(Horner-Syndrom)!*

3. Schmerzen durch Verschleiß

Verschleißerscheinungen der Brustwirbel haben nur geringe Bedeutung, insbesondere gibt es im Bereich der Brustwirbelsäule keine Bandscheibenschäden oder Wurzelkompressionen durch Einengung der Wirbellöcher.

4. Schmerzen durch Entkalkung (Osteoporose)

Eine häufigere Ursache von Brust- und Rückenschmerzen ist dagegen die Entkalkung (Osteoporose) der Wirbelkörper, die zur Verformung der Wirbel bis zu deren komplettem Zusammenbruch führen und erhebliche Schmerzen auslösen kann. Alte Leute, meist Frauen, sind betroffen. Das Röntgenbild läßt die Entkalkung deutlich erkennen: Gerade weil diese Diagnose so einfach zu stellen ist, muß man sich vor Verwechslungen hüten.

Fallbericht:
Eine 76jährige Patientin klagt über Schmerzen in der mittleren Brustwirbelsäule, die nach beiden Seiten, links mehr als nach rechts, ausstrahlen. Die bisherige *orthopädische Behandlung* hatte nicht geholfen. Eine *Akupunktur*behandlung wird versucht, aber abgebrochen, da sich kein Erfolg zeigt. Da die auf den mitgebrachten Röntgenbildern sichtbare Entkalkung nicht ganz als Erklärung der Schmerzen befriedigt, wird eine *Schichtuntersuchung der Brustwirbelsäule* veranlaßt. Diese ergibt die Diagnose eines bösartigen Wirbeltumors (Plasmozytom). Sie kam leider zu spät.

Bei Schmerzen durch eine schwere Entkalkung kann eine Behandlung mit *Nervenblockaden, Akupunktur* und *transkutaner*

Nervenstimulation versucht werden, manchmal hilft eine *Röntgen-bestrahlung* der Wirbel weiter. *Tranquilizer* und *Antidepressiva* sind manchmal die einzige Möglichkeit, die Schmerzen zu lindern.

5. Schmerzen als Unfallfolge

Chronische Brustschmerzen sind nicht so selten Folge von Unfällen mit Wirbelbrüchen und Serien von Rippenbrüchen und wie alle Unfallfolgen oft schwierig zu beurteilen, wenn das Unfallereignis länger zurückliegt.

6. Schmerzen durch Narbenbildung

Brustschmerzen entstehen auch durch Narben, besonders *nach Brustoperationen* bei Frauen, *nach Schweißdrüsenabszessen* in der Achsel und *nach Lungenoperationen.* Wenn darin mikroskopisch kleine Reste von Haaren oder Puder eingeschlossen sind, können sie als Herd wirken (s. auch S. 29) und die Wirbelgelenke blockieren. Durch Narbenbildung können aber auch kleine Nervenäste eingeklemmt werden und lokale Schmerzen auslösen, die dann in die Umgebung der Narbe ausstrahlen. Dies gilt auch für alte *Rippenbrüche* mit Einklemmung von Interkostalnerven. Man kann diese Zustände daran erkennen, daß von dem Schmerzgebiet zum Brustbein hin eine veränderte Empfindung auf Berührung und auf Kneifen besteht, zur Wirbelsäule hin dagegen nicht.

Diese Schmerzen sind eine Domäne der *therapeutischen Lokalanaesthesie,* gelegentlich wird auch ein eingeklemmter Nerv *operativ* freigelegt werden müssen.

III. Funktionelle Brustschmerzen durch Muskelverspannung und Gelenkreizung

Durch Fehlhaltung und durch Fehlbeanspruchung der Muskeln kommt es leicht zu *lokalen Reizzuständen* an den Ansatzstellen der Muskeln an den Gelenken *(Tendinopathie)* mit schmerzhaften Zonen, den Triggerpunkten. Sie sitzen dort, wo die Muskeln am meisten verspannt sind: Durch Druck mit dem Finger lassen sich Schmerzen auslösen. Besonders sind dies, wie jeder bei sich selbst feststellen kann, Punkte auf der Höhe der Schulter, direkt unterhalb der Schlüsselbeine und zwischen den Schulterblättern. In der

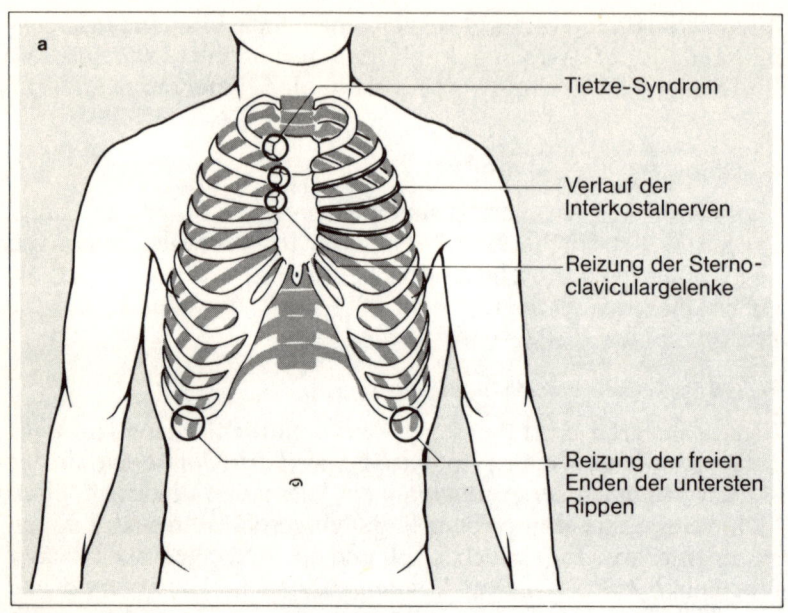

Tietze-Syndrom

Verlauf der
Interkostalnerven

Reizung der Sterno-
claviculargelenke

Reizung der freien
Enden der untersten
Rippen

Abbildung 37a: Typische Triggerpunkte und Schmerzzonen an der Brust.

Höhe des 3. bis 5. Brustwirbels tastet man öfter links als rechts einen schmerzhaften Punkt oder Strang. Fährt man mit dem Finger an der dort abgehenden Rippe entlang, so kommt man zu einer Stelle unterhalb der Brustwarze. Hier und nicht etwa am Schulterblatt wird der Schmerz, der von der Muskelverspannung ausgeht, empfunden. Er wird dann leicht vom Patienten mit einem Herzschmerz verwechselt. Auch die Ansätze des großen Brustmuskels an den Rippen unterhalb der Schlüsselbeine, die man tasten kann, wenn man den Muskel anspannt, sind immer druckempfindlich. Bei einer starken, linksseitigen Verspannung des Muskels schmerzen diese Stellen, und der Patient denkt sofort an einen Herzschmerz als Ursache.

Die Gelenke zwischen Brustbein und Schlüsselbein, zwischen Brustbein und Rippen *(Tietze-Syndrom)* und zwischen Schlüsselbein und Schultergelenk können ebenfalls gereizt sein. Sie schwellen dann etwas an und schmerzen mit Ausstrahlung in die Umge-

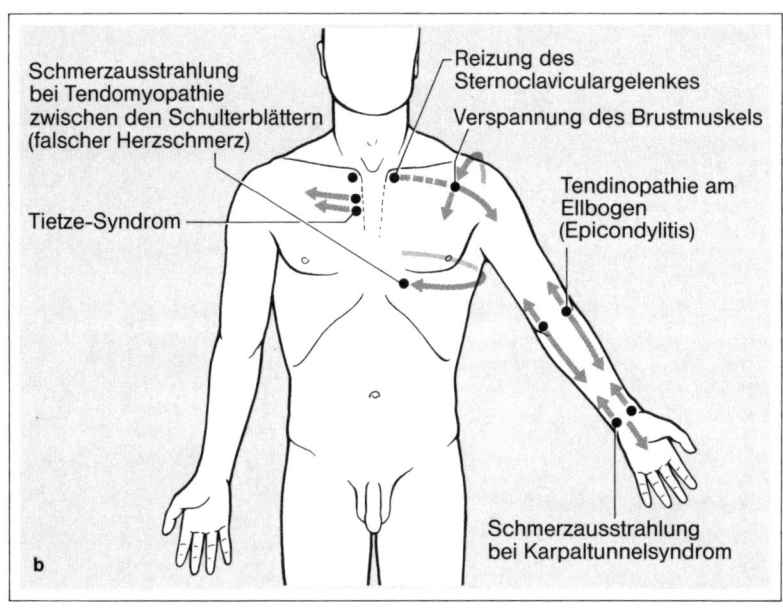

Schmerzausstrahlung
bei Tendomyopathie
zwischen den Schulterblättern
(falscher Herzschmerz)

Tietze-Syndrom

Reizung des
Sternoclaviculargelenkes

Verspannung des Brustmuskels

Tendinopathie am
Ellbogen
(Epicondylitis)

Schmerzausstrahlung
bei Karpaltunnelsyndrom

b

Abbildung 37b: Typische Triggerpunkte und Schmerzzonen an Brust und Arm.

bung. Das Schmerzzentrum ist immer deutlich zu ertasten und schützt vor Verwechslung mit anderen Schmerzursachen im Brustraum.

Diese Muskel- und Gelenkschmerzen können hartnäckig sein und kehren vor allem bei Fehlbeanspruchung durch falsche Arbeitshaltung häufig wieder. Sie sind zwar lästig, verursachen aber keinen starken Leidensdruck. Es sind mehr ängstlich-gespannte oder von Sorgen gebeugte Patienten, die an immer wiederkehrenden Verspannungen der Muskeln und an Tendinopathien leiden. Zur eigentlichen Schmerzkrankheit entwickeln sie sich selten oder gar nicht.

Therapeutisch wird man vor allem die lokalen *Anästhesietechniken, Chiropraxis* und auch *Massagen* anwenden. *Autogenes Training* und *Yoga* wirken entspannend, gegebenenfalls kann man auch vorübergehend *Tranquilizer* einsetzen.

173

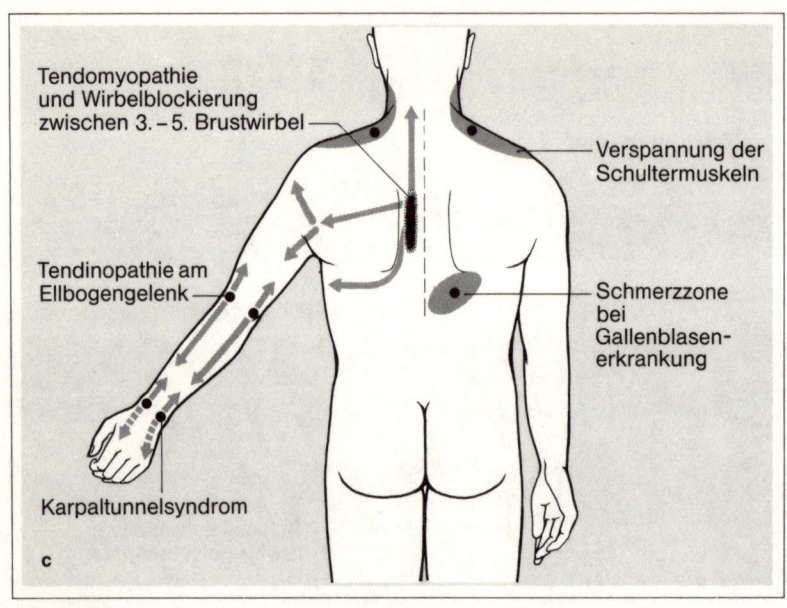

Abbildung 37c: Typische Triggerpunkte und Schmerzzonen an Rücken und Arm.

IV. Brustschmerz und Psyche

1. Psychische Rückwirkungen bei organischen Schmerzen

Die organisch verursachten Schmerzzustände wirken sich verständlicherweise oft ungünstig auf die Psyche aus; besonders häufig bei Unfallfolgen, Schmerzen nach Gürtelrose und Schmerzen nach Brustoperation mit Nachbestrahlung bei Frauen. Hier ist die selten ausbleibende psychische Verstimmung eine Folge und nicht die Ursache der Schmerzen. Gleichwohl kann daraus schwerster Leidensdruck entstehen, und der Schmerz kann bestimmend für den ganzen weiteren Lebensablauf werden, zumal oft eine wesentliche Linderung der Beschwerden nicht möglich ist.

Fallbericht:
Eine 58jährige Patientin hatte vor acht Jahren eine Amputation der linken Brust mit Nachbestrahlung. Danach beginnen unbeeinflußbare Dauerschmerzen im Narbenbereich, die

vorne und seitlich in der Brust empfunden werden, in den linken Oberarm ausstrahlen und einen brennenden, dumpfen Charakter haben. Da man die Ursache der Schmerzen in einer übermäßigen Spannung der Muskulatur durch die Narbenbildung vermutete, wurde nach einem Jahr eine *Nachoperation* der Narbe durchgeführt, jedoch ohne Erfolg. Bisher sind fünf Nachoperationen vorgenommen worden, die Patientin wurde wochenlang stationär mit *Nervenblockaden* behandelt, über Monate hinweg mit *physikalischer Therapie,* sie hat Behandlungen mit *psychotherapeutischer Gruppentherapie,* mit *Biofeedback,* immer wieder mit *manueller Therapie* und *Akupunktur,* mit *Schlafkuren* und *Hypnose* versucht; sie ist stationär mehrmals *psychosomatisch* behandelt worden: Alle Behandlungsversuche blieben ohne Erfolg. Die unglückliche Kranke lebt nur noch mit und für ihren Schmerz, sie ist abhängig von Schmerzmitteln geworden, schwer depressiv und ist unheilbar schmerzkrank. Die Ursache der Schmerzen bleibt unklar, sie ist hier nicht in einer Strahlenschädigung des Nervengewebes zu sehen, sondern vielleicht in einer persönlichkeitsbedingten totalen Entgleisung der Schmerzverarbeitung und des gesamten schmerzleitenden Systems.

2. Die Herzneurose

Immer psychisch verursacht ist die Herzneurose. Dabei wird über Brustschmerzen geklagt, die leicht mit einer Herzkrankheit (Angina pectoris) verwechselt werden können. Sie sind in der vorderen und seitlichen Brustwand lokalisiert, strahlen manchmal in den Halsbereich und den linken Arm aus (s. Abb. 38) und sind stets begleitet von Herzklopfen, Herzjagen oder Herzstolpern. Die oft hypochondrischen Patienten geraten immer wieder in große Angst, die sie nicht beherrschen können, auch wenn sie vom Verstand her genau wissen, daß sie ganz herzgesund sind. Um die Patienten zu beruhigen, muß man immer wieder eine gründliche Herzuntersuchung durchführen. Zwar handelt es sich meist um jüngere Patienten, bei denen eine Erkrankung der Herzkranzgefäße eher selten ist, doch schützt dies nicht vor Fehldiagnosen. Manchmal wird aber aus dem Neurotiker ein Herzkranker gemacht, weil der Arzt auch zu seiner eigenen Beruhigung zunächst sicherheitshalber ein Herzpräparat verordnet.

Fallbericht:
Ein 40jähriger Patient, Frührentner und Gelegenheitstrinker, hat seit fünf Jahren plötzlich auftretende Brustschmerzen in der Herzgegend, die in den linken Arm bis in die Hand ausstrahlen. Sie sind verbunden mit Herzklopfen und zeitweise auch mit Herzstolpern. Die Schmerzen treten fast täglich auf, der Patient gerät dann in größte Angst und sitzt entweder wie versteinert da und wartet auf den tödlichen Infarkt oder gerät in Erregung, rennt aus dem Haus und gewöhnlich in die nächste Kneipe und betrinkt sich. Er hat in fünf Jahren 15 Internisten konsultiert, sucht jedes Wochenende Krankenhausambulanzen auf, um ein EKG schreiben zu lassen, und ruft mehrmals wöchentlich nachts den Notarzt. Er ist vollkommen herzgesund, weiß dies auch, ist aber in dem Moment, in dem Schmerzen auftreten, nicht in der Lage, seine Angst zu beherrschen. Er erzwingt ein EKG allein dadurch, daß er behauptet, jetzt habe er Schmerzen wie nie zuvor. Die Mitteilung, das EKG sei normal, stellt ihn dann für die nächsten 24 Stunden zufrieden.
Ursache der Schmerzen, die nicht nur eingebildet sind, ist eine akut auftretende *massive Muskelverspannung,* die vegetativ vermittelt wird. Dahinter steht eine *seelische Störung. Die Behandlung erfolgt mit Betablockern* und gegebenenfalls auch mit *Tranquilizern.* Die an sich notwendige *Psychotherapie* wird abgelehnt.

In anderen Fällen treten diese Beschwerden, verbunden mit *Schlafstörungen* und *Befindensstörungen* wie Traurigkeit, Angst und Hoffnungslosigkeit auf. Sie sind dann körperlicher Ausdruck einer *Depression* bei einer Gemütskrankheit oder in bestimmten Lebensphasen und kritischen Situationen, in denen sich der Kranke den Anforderungen der Umwelt gegenüber (Beruf, Familie) unterlegen fühlt. Hier ist vor allem das Gespräch mit dem Patienten notwendig. Gegebenenfalls kann man mit *antidepressiven Mitteln* kritische Situationen überbrücken.

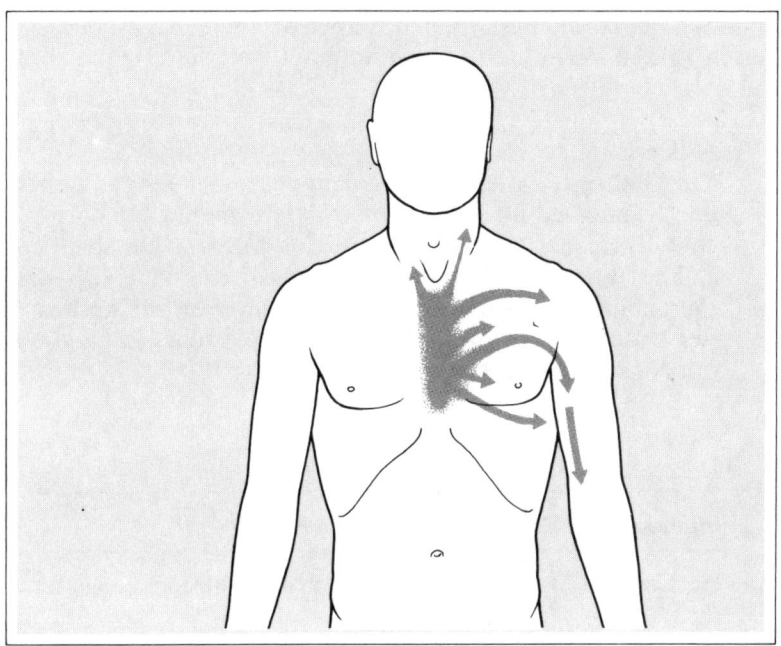

Abbildung 38:   Die Schmerzausstrahlung beim Herzschmerz (Angina pectoris).

V. Wie erkennt man eine Angina pectoris?

Fragt man einen Herzneurotiker oder einen Patienten mit Muskelverspannungen im Brustbereich, wo seine Schmerzen sitzen, so
zeigt er mit einer weit ausholenden Bewegung mit dem Zeigefin-
ger auf einen Punkt ober- oder unterhalb der Brustwarze. Der Patient mit echten Herzschmerzen durch eine Durchblutungsstörung
der Herzkranzgefäße fährt mit der ganzen Hand von unten nach
oben über das Brustbein: Er kann seinen Schmerz nur schwer beschreiben.

Schmerzen durch eine Angina pectoris treten unter körperlicher
Belastung auf und zwingen manchmal den Patienten alle hundert
Meter zum Stehenbleiben. Er besieht sich dann oft angelegentlich
die Auslagen der Schaufenster (Schaufensterkrankheit). Öfter
treten die Schmerzen nur bei bestimmten Betätigungen auf, manche Patienten können stundenlang im Garten arbeiten, aber nicht

ohne Schmerz radfahren. Manche haben Schmerzen nur beim Gehen in kaltem Wind, den ganzen Sommer über sind sie schmerzfrei.

Fallbericht:
Ein 63jähriger Patient leidet seit einem halben Jahr an ziehenden Schmerzen im linken Unterkiefer, die nur bei körperlicher Bewegung auftreten. Erfolglos wurden ihm sämtliche Zähne dort gezogen. Im Belastungs-EKG läßt sich eine Durchblutungsstörung am Herzen nachweisen mit Auslösung der Unterkieferschmerzen unter der Belastung. Behandlung mit *Nitropräparaten* beseitigt sie.

Schmerzursache:	Erkennung durch:
Wirbelblockierung	typischer Tastbefund: schmerzhafte Muskelspannung neben der Wirbelsäule
Tendinopathie	typischer Tastbefund: Muskelansätze am Gelenk druckschmerzhaft
Gelenkreizung	Gelenk verdickt und druckschmerzhaft
Nerveneinklemmung	in der Vorgeschichte Unfall, Rippenbruch oder Operation. Diagnostische Lokalanaesthesie
Zoster-Neuralgie	in der Vorgeschichte Gürtelrose, Narben im Schmerzbereich
Osteoporose	Röntgenbild
Geschwülste	daran denken! Technische Untersuchungen
Herzneurose	genaue Befragung! Körperlicher Untersuchungsbefund meist normal
Angina pectoris	schwer beschreibbarer Schmerz unter dem Brustbein. Krankhaftes EKG (nicht immer). Gabe eines Nitropräparates beseitigt den Schmerz.
Herzinfarkt	Vernichtender Schmerz, Angst, Blässe, kalter Schweiß. Krankhaftes EKG. Gabe eines Nitropräparates beseitigt den Schmerz nicht.

Tabelle 19: Die wichtigsten Ursachen von Brustschmerzen und ihre Erkennung.

Durch *Nitropräparate* (z. B. *Nitrolingual*) läßt sich eine Angina pectoris in 10 – 15 Minuten beseitigen. Sie helfen nicht, wenn bereits ein Herzinfarkt, also eine Verstopfung der Herzkranzgefäße durch ein Blutgerinnsel, eingetreten ist. Dann besteht vernichtender, mit großer Angst verbundener Schmerz unter dem Brustbein, der in den Kiefer und in den linken Arm ausstrahlen kann. Die Patienten sind graublaß, die Haut ist kaltschweißig. Das EKG ist fast immer krankhaft verändert, in manchen Fällen sieht man den Infarkt jedoch erst nach Stunden im EKG. Hier muß sofort ein Arzt, gegebenenfalls der Notarztwagen gerufen werden.

VI. Die Erkennung von Brustschmerzen

Die Erkennung der Ursache von Brustschmerzen kann bei *Tumoren* und bei der Einklemmung von Nerven schwierig sein. Sie ist aber bei den häufigen Ursachen (Wirbelblockierung, Muskelverspannung, Reizung der kleinen Gelenke und Tendinopathien) durch eine gründliche Befragung und ohne technische Hilfsmittel leicht möglich.

Die Erkennung und Behandlung von Herz- und Lungenkrankheiten erfolgt nach den Regeln der inneren Medizin und wird hier nicht besprochen.

VII. Die Behandlung von Brustschmerzen

Medikamentöse Behandlung

Analgetika, z. B. *Aspirin* bei *Tendinopathien.*
Antirheumatika, z. B. *Amuno* oder *Voltaren* bei Gelenkreizungen.
Muskelrelaxantien, z. B. *Muskel Trancopal* bei Muskelverspannungen, jedoch nicht als Dauertherapie.
Tranquilizer, z. B. *Librium* oder *Tranxilium,* bei ängstlichen und gespannten Patienten, jedoch nicht für längere Zeit.
Antidepressiva und *Neuroleptika* bei organisch verursachten chronischen Schmerzen.
Betablocker bei Herzneurose.

Nicht-medikamentöse Behandlung

Manuelle Therapie: Immer einzusetzen bei wirbelsäulenbedingten Schmerzen und nach Unfällen.

Therapeutische Lokalanaesthesie: Methode der Wahl bei Narben-schmerzen, zur Einspritzung in Triggerpunkte, bei Rippen-schmerzen und bei Reizzuständen der Schlüsselbein- und Wirbel-rippengelenke.

Paravertebrale Blockaden und *Nervenblockaden* bei Interkostal-neuralgien und bei Zoster-Neuralgie.

Akupunktur: Besonders bei Herzneurose.

Physikalische Therapie: Hier kommen vor allem *Massage*techni-ken zur Anwendung.

Atemtherapie: Besonders bei ängstlichen und verspannten Patien-ten von großem Vorteil.

Röntgentherapie: Gelegentlich bei Osteoporose.

Operation: Sie ist nur angezeigt zur Freilegung von eingeklemm-ten Nerven durch Narbenbildung und zur Tumorbehandlung.

Psychotherapie: Autogenes Training, transzendentale Meditation und *Yoga* wirken bei Herzneurose unterstützend, ebenfalls bei starken Muskelverspannungen. Psychotherapie bei vorwiegend psychisch verursachten Schmerzen, wenn möglich.

Chronische Bauchschmerzen

I. Organische Bauchschmerzen

Patienten mit Bauchschmerzen suchen in der Regel den Internisten oder ihren Hausarzt auf, nicht die Schmerzambulanz. Die Schmerzen im Bauchraum sollen deshalb hier nur kurz besprochen werden.

In einer Praxis für Magen- und Darmkrankheiten klagt etwa ein Drittel aller Patienten über Bauchschmerzen, die länger als drei Monate bestehen. Dauerschmerzen sind dabei selten, die Schmerzen kommen und gehen.

Schmerzreize können von den Muskeln der Bauchwand vor allem, aber auch vom Bauchfell und den Ansätzen der Därme an der hinteren Bauchwand ausgehen. Sie werden durch sensible Fasern peripherer Nerven weitergeleitet. Der akute Blinddarmschmerz ist deshalb so gut lokalisierbar, weil dabei eine Bauchfellreizung besteht; sie fehlt bei der chronischen Blinddarmreizung, die deshalb schwer zu diagnostizieren ist. Häufiger sind auch »übertragene« Schmerzen, die von der Wirbelsäule oder den Unterleibsorganen ausgehen und in den Bauchraum ausstrahlen (s. auch Kreuzschmerz-Kapitel, Seite 113 ff.).

Der typische, sogenannte viszerale Schmerz, der von den inneren Organen des Bauches ausgeht, wird allein durch vegetative Nervenfasern übertragen. Er ist meist krampfartig, dumpf und nicht genau zu lokalisieren. Wenn der Patient zeigen soll, wo der Schmerz sitzt, zeigt er nicht mit dem Finger auf eine bestimmte Stelle, sondern wischt mit der Hand über den ganzen Bauch.

Schmerzen können von allen Bauchorganen ausgehen, auch von solchen, die wie Leber, Milz oder Nieren selbst schmerzunempfindlich sind, aber von einer Kapsel umhüllt werden, die Schmerzrezeptoren enthält. Hohlorgane wie Magen, Därme und die Gallenblase schmerzen durch eine Verkrampfung der Muskulatur. Auch Blutgerinnsel in den großen Blutgefäßen des Bauchraumes lösen meist sehr heftige, akute Schmerzen aus.

Viszerale Schmerzen stehen typischerweise in Zusammenhang mit Essen und Stuhlgang und lassen sich so von Schmerzen, die von der Bauchwand ausgehen, unterscheiden. Sie werden auch durch Hin- und Hergehen oder Sich-winden günstig beeinflußt.

Langdauernde Entzündungen und Tumore der inneren Organe verursachen nur etwa ein Drittel der chronischen Bauchschmerzen. Man sollte dabei auch sagen, daß Bauchschmerzen oft nur deswegen »chronisch« werden, weil man ihre Ursache nicht gefunden hat oder sie nicht behandeln kann. Die genaue Erhebung der Vorgeschichte und eine gründliche körperliche Untersuchung sind auch hier der schnellste Weg zur Diagnose.

Sie werden durch die *Ultraschalluntersuchung,* bei der die Struktur einiger innerer Organe durch Verwendung eines Ultraschallechos auf einem Monitor sichtbar gemacht werden kann, und gegebenenfalls durch endoskopische Untersuchungen ergänzt. Bei der *Endoskopie* werden biegsame Geräte mit einer Optik zur direkten Betrachtung in Magen, Zwölffingerdarm, Dickdarm und die Ausführungsgänge von Galle und Bauchspeicheldrüse eingeführt. Dazu kommen die verschiedenen *röntgenologischen Verfahren* und *Laboruntersuchungen.*

Die Erkennung und Behandlung von Bauchschmerzen richtet sich nach den Grundsätzen der inneren Medizin. Der Schmerztherapeut wird nur gelegentlich zugezogen, vor allem bei bösartigen Erkrankungen mit schweren Schmerzen. *Grenzstrangblockaden* sind dann die Methode der Wahl, weil die vegetativen Nerven, die die Schmerzimpulse von den Eingeweiden zum Rückenmark leiten, durch den Grenzstrang (vegetatives Nervengeflecht vor der Wirbelsäule) führen.

II. Funktionelle Bauchschmerzen

In der Mehrzahl von Bauchschmerzen sind funktionelle Störungen die Ursache: Man spricht dann von einem *Reizkolon* oder einem irritablen Kolon. Wenn jemand ständig an seinem Ärger herumkaut, Konflikte in sich hineinfrißt und aufgestaute Aggressionen nicht verdauen kann, kommt es zu einer bleibenden Ungleichgewichtigkeit im sonst harmonischen Miteinander der parasympathischen und sympathischen Nerven (s. S. 18). Diese steuern sämtliche Funktionen der Bauchorgane. Daraus entsteht eine Störung des gesamten Magen- und Darmtraktes. Die normale Mahl- und Mischbewegung von Magen und Därmen wird aufgehoben. Stattdessen kommt es zu Verkrampfungen an einer Stelle und Aufblähung mit Gasbildung an einer anderen. Das führt zu ziehenden, krampfartigen Schmerzen neben Magendruck, Völlegefühl, Blähneigung und einer Tendenz zu Durchfällen im Wechsel mit Verstopfung. Zur Behandlung kann man neben *Weizenkleie* und *Medikamenten* wie Metoclopramid erfolgreich auch die *Akupunktur* einsetzen, besonders bei Kranken, die schlecht auf die übliche Behandlung ansprechen oder die nicht gerne Medikamente nehmen wollen. Das Reizkolon gehört zu den psychosomatischen Erkrankungen.

Seltene Nervenschmerzen im Bauch- und Beinbereich

I. Neuralgien einzelner Nerven (Tunnelsyndrome)

Die folgenden, typischen Schmerzsyndrome entstehen durch Reizung (Neuralgie) einzelner Nerven oder Nervenäste bei ihrem Durchtritt durch Muskel- oder Sehnenplatten (sogenannte Tunnelsyndrome) oder durch Einklemmung durch Narbengewebe nach Operationen. Diese Nerven treten sämtlich oberhalb der Hüftbeine aus der Lendenwirbelsäule aus und ziehen an der seitlichen Bauchwand zur Leiste und zur Innenseite der Beine, um dort Haut und Muskeln zu versorgen.

Zunächst wird man den Nerven oberhalb der vermuteten Einklemmungsstelle, also kopfwärts, lokal betäuben, dort, wo er leicht erreichbar ist. Wenn der Schmerz verschwindet, ist sicher, daß es der gesuchte Nerv war. Mehrere Wiederholungen der Injektionen genügen oft schon, um die Schmerzen endgültig zum Verschwinden zu bringen – der Schmerzreiz wird »ausgelöscht«. In anderen Fällen muß der Nerv durch eine kleine Operation freigelegt und von Narbengewebe befreit werden.

Häufige Schmerzsyndrome
1. Ziehende Schmerzen in Hoden oder Schamlippen sind Folge einer Reizung des *Nervus genitofemoralis,* meist nach Blinddarm- oder Leistenbruchoperation.
2. Ebenfalls Spätfolgen solcher Operationen sind Schmerzen, die entlang der Leiste zum Hoden oder zu den Schamlippen ausstrahlen und häufig auch in den Rücken fortgeleitet werden. Sie entstehen durch die Einklemmung des *Nervus ilioinguinalis,* dabei besteht meist auch ein Taubheitsgefühl in der Leistengegend. Die Beschwerden können mit hochsitzenden Bandscheibenvorfällen und mit Hüftgelenksschmerzen verwechselt werden.

Name	Ursache	Schmerzausstrahlung	Therapie
Nervus genitofemoralis	Einklemmung	Hoden bzw. Schamlippen	Nervenblockaden, evtl. Neurolyse
Nervus ilioinguinalis	Einklemmung	Leiste, Hoden oder Schamlippen	Nervenblockaden, evtl. Neurolyse
Nervus obturatorius	Einklemmung	Innenseite Oberschenkel, evtl. Kniegelenk	Nervenblockaden, evtl. Neurolyse
Nervus cutaneus femoris lateralis	Einklemmung	Außenseite Oberschenkel	Nervenblockaden, evtl. Neurolyse
Nervus saphenus (Ast)	Einklemmung	Innenseite Knie	Nervenblockaden, evtl. Neurolyse
Nervus saphenus (Saphenus-Syndrom)	Einklemmung	Innenseite Knie und Innenseite Unterschenkel	Neurolyse
Morton-Metatarsalgie	Nerventumor	Köpfchen 3. und 4. Zehe, zu den Zehenspitzen	Nervenblockaden, evtl. Neurolyse
Pudendus-Neuralgie	psychosomatisch	zwischen Hoden und After	Nervenblockaden als Versuch, Antidepressiva, Neuroleptika
Kokzygodynie	psychosomatisch	Steißbeinspitze nach innen	Akupunktur

Tabelle 20: Die Neuralgien einzelner Nerven (Tunnelsyndrome), ihre Erkennung und Behandlung.

Fallbericht:
Frau O. ist 73 Jahre alt. Vor vier Jahren hatte sie eine Leistenbruchoperation. Einige Monate darauf begannen Schmerzen an der Vorderseite des Oberschenkels, die sich im Liegen und Sitzen verstärken. Als Ursache der Schmerzen wurde ein röntgenologisch nachweisbarer Verschleiß des Hüftgelenkes diagnostiziert. Ein anderer Arzt vermutete eine Entzündung des Dickdarmes. Entsprechende Behandlungen brachten keine Besserung. Die Patientin nimmt jetzt ständig Schmerzmittel. Längeres Sitzen macht ihr große Beschwerden.
Die körperliche Untersuchung zeigt eine völlig unauffällige Narbe am rechten Unterbauch. Ein winziger Bezirk unterhalb der Narbe ist jedoch auf Berührung etwas unempfindlicher als die Umgebung.
Die Unterspritzung der Narbe mit einem lokalen Betäubungsmittel bringt fast schlagartig Schmerzfreiheit, und die Patientin kann für Stunden schmerzfrei sitzen. Dann kehren die Schmerzen wieder. Die Vorstellung bei einem Neurochirurgen bestätigt die Diagnose eines eingeklemmten und gereizten Nerven. Eine Operation in lokaler Betäubung, die den Nerven befreit, führt zur bleibenden Schmerzfreiheit.

3. Durch einen Beckenbruch oder durch eine Entzündung des Hüftgelenkes kann eine Reizung des *Nervus obturatorius* mit Schmerzen an der Innenseite des Oberschenkels entstehen. Da der Nerv mit einem Ast auch das Kniegelenk versorgt, können Schmerzen auch direkt im Gelenk empfunden werden.
4. Durch Druck des Leistenbandes oder durch Narbenbildung nach Leistenoperationen wird ein Hautnerv geschädigt. Dies führt zu Schmerzen seitlich im Unterbauch und zu einer schmerzhaften Taubheit bis hin zu brennenden Schmerzen an der Außenseite des Oberschenkels. Das Schmerzsyndrom wird als *Meralgia paraesthetica* bezeichnet, populärer als »Jeanskrankheit«, da es nicht ganz selten bei Jugendlichen gesehen wird, die zu enge Hosen tragen. Die Symptome sind auch vielen Ärzten nicht bekannt, so daß sich die Schmerzen oft lange hinziehen und die Betroffenen schon eine schlimme und gefährliche Krankheit vermuten. Durch eine ungefährliche kleine Operation kann man den Nerv entlasten.
5. Schmerzen an der Innenseite des Knies verursacht die Einklemmung eines kleinen Hautnerven (Ast des Nervus Saphe-

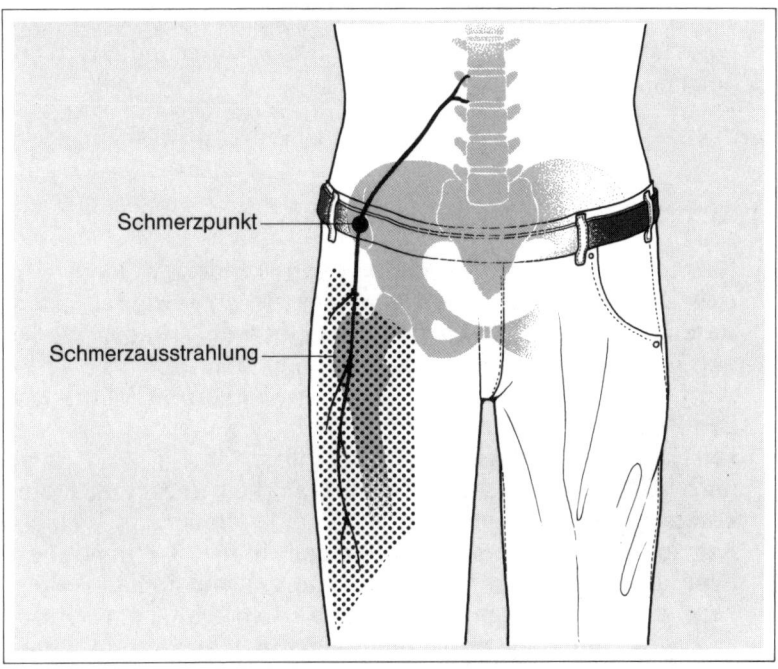

Abbildung 39: Schmerzpunkt und Schmerzausstrahlung bei der Jeans-Krankheit (Meralgia paraesthetica).

nus) durch Bindegewebe bei seinem Durchtritt durch die Muskulatur oberhalb des Knies. Wenn man den Nerv dort lokal betäubt, verschwinden die Schmerzen.
6. Beim *Saphenus-Syndrom* klagen die Patienten über Schmerzen an der Innenseite des Knies, die in den Unterschenkel ausstrahlen. Das veränderte Gefühl auf Berührung in dem schmerzenden Gebiet schützt vor der Fehldiagnose eines Meniskusschadens. Hier wird ein großer Hautnerv *(Nervus saphenus)* durch eine bestimmte Membran in seinem Verlauf am Oberschenkel eingeklemmt. Der Nerv muß gewöhnlich freigelegt werden.
7. Bei der *Morton-Metatarsalgie* strahlen Schmerzen, anfangs nur beim Gehen, später als Dauerschmerz von den Ballen der 3. und 4. Zehe zu den Zehenspitzen aus. Ursache ist eine spinde-

187

lige Auftreibung (Neurom) eines Nerven im Fußgewölbe. Anfangs helfen Einlagen, später Nervenblockaden und zuletzt nur noch eine Operation.

II. Schmerzen verschiedener Ursache

1. Neuralgische Schmerzen müssen von Schmerzen durch *arterielle Durchblutungsstörungen* unterschieden werden. Letztere treten in charakteristischer Weise beim Gehen in den Waden auf: Die Fußpulse sind dabei nicht mehr zu tasten.
2. Auch *Polyneuropathien* werden von Schmerzen, häufiger in den Beinen, aber auch in den Armen, begleitet. Es sind Nerven-Schäden, die besonders häufig durch Alkohol, bei Arzneimittelmißbrauch und bei Zuckerkrankheit auftreten. Dabei kommt es zu Mißempfindungen und Schmerzen. Manche Kranke klagen nachts über brennende Füße. Während diese Symptome bei einem Wurzelreizsyndrom, mit dem eine Polyneuropathie am ersten verwechselt werden kann, immer streng an das Ausbreitungsgebiet eines Nerven gebunden sind, breiten sie sich bei einer Polyneuropathie strumpfförmig (am Bein) oder handschuhförmig (am Arm) aus. Sie entstehen durch Untergang von Nervengewebe mehrerer peripherer Nerven gleichzeitig. Es gehen dabei sowohl sensible wie vegetative und motorische Fasern zugrunde. Man muß die auslösende Grundkrankheit suchen und behandeln.
3. Die *Pudendus-Neuralgie* tritt bei Männern auf und führt zu sehr quälenden Schmerzen, die im Gebiet zwischen Hoden und After in der Tiefe empfunden werden und sich beim Sitzen verstärken. Sie können nach Prostataoperationen oder nach Punktion der Prostata durch Verletzung von Nervenfasern auftreten. Oft findet man keine spezielle Ursache, psychische Faktoren sind vermutlich an der Schmerzentstehung beteiligt. Immer muß man bösartige Prozesse ausschließen. Eine Behandlung mit *therapeutischer Lokalanästhesie* oder mit *Akupunktur* kann man versuchen, sie ist aber nur in einem Teil der Fälle erfolgreich.
4. Sehr unangenehm ist die *Kokzygodynie*. Die Symptome sind recht charakteristisch mit oft starken Schmerzen, die von der Steißbeinspitze ausgehen und nach innen in das Becken hinein

und zum After ausstrahlen. Die Ursache bleibt fast immer unklar, man wird eine psychosomatische Störung zu Recht annehmen. Eine Behandlung kann oft erfolgreich mit *Akupunktur* durchgeführt werden. Auch Injektionen mit einer Mischung von *Cortison* und *lokalbetäubenden Mitteln* können helfen.

5. Bei der *Proktalgia fugax* treten bis zu einer Stunde andauernde Schmerzen im Afterbereich auf, welche die Patienten oft sehr ängstigen. Sie entstehen wahrscheinlich durch eine Verkrampfung im Enddarm und in der Muskulatur des Beckenbodens. Ihre Ursache ist unbekannt. Die Störung ist harmlos. Man sollte sich auf die Toilette setzen und pressen oder mit dem Finger gegen den After drücken.

Gelenkschmerzen und ihre Behandlung

Chronische Schmerzen können auch die Erkrankungen der großen und kleinen Gelenke an Armen und Beinen begleiten. Ihre Ursache ist die Zerstörung des Gelenkknorpels durch *chronisch-rheumatische Prozesse* oder durch *Verschleiß*. Besonders häufig erkranken die Fingergelenke, das Hüft- und das Kniegelenk, also besonders belastete Gelenke. Sind viele Gelenke erkrankt, handelt es sich meist um Rheuma: Es entsteht ein Entzündungsschmerz durch chemische Stoffe (Prostaglandine). Erkrankt ein einzelnes Gelenk, ist meist Verschleiß die Ursache. Dabei entstehen Schmerzen durch ständigen Reiz von Schmerzrezeptoren in der Knorpelhaut und den Gelenkkapseln und -bändern. Die Gelenke sind dabei geschwollen, oft verformt und schmerzen bei Bewegung. Besonderheiten der Schmerzentstehung und Schmerzausbreitung gibt es dabei nicht. Unfallfolgen führen eher zur Versteifung von Gelenken als zu Schmerzen.

*Gicht*schmerzen treten meist am Grundgelenk der Großzehe anfallsweise auf. Sie sind durch eine *Blutuntersuchung* leicht zu erkennen und *medikamentös* zu behandeln.

Diese Gelenkerkrankungen dürfen nicht mit den chronischen Schmerzen verwechselt werden, die von der Gelenkkapsel und von den Sehnenansätzen in Gelenknähe ausgehen. Sie wurden weiter oben für das Schulter- und Ellbogengelenk besprochen und sind häufig Ausdruck einer tiefergreifenden Störung im schmerzleitenden System. Nur diese Schmerzen beschäftigen den Schmerztherapeuten. Dagegen sind Gelenkschmerzen durch Entzündung bzw. Verschleiß die Domäne des Rheumaspezialisten oder Orthopäden.

Die Behandlung der Gelenkerkrankungen erfolgt *medikamentös* mit *antirheumatischen Mitteln* in Verbindung mit den verschiedenen Verfahren der *physikalischen Therapie* und/oder durch *operative Eingriffe* am Gelenk. Spezielle Verfahren der Schmerztherapie werden dabei nur in Form der *therapeutischen Lokalanästhesie* oder der *Akupunktur* zur Beeinflussung der Schmerzrezeption eingesetzt. Die Akupunktur darf nur bei Verschleißerscheinungen, nicht jedoch bei chronisch-entzündlichen Gelenkerkrankungen auf rheumatischer Basis durchgeführt werden, sie kann hier verschlimmernd wirken. Gute Erfolge sieht man besonders bei Knieschmerzen, die auf Verschleiß beruhen.

Schmerzen durch nervöse Fehlsteuerung

I. Die Sudecksche Krankheit

Im Anschluß an Knochenbrüche, aber auch ohne erkennbare Ursache können an einer Hand oder am Fuß schmerzhafte Weichteilschwellungen auftreten. Später kommt es zu Gelenkveränderungen mit fleckförmiger Entkalkung der Knochen. Diese sind im Röntgenbild sichtbar und beweisen die Diagnose. Die Gelenke an Hand oder Fuß schmerzen bei jeder Bewegung und versteifen schließlich, die Muskulatur im erkrankten Bereich wird immer dünner. Schmerzen, Schwellung der Weichteile und Steifheit der Gelenke sind die Folge einer krankhaften Fehlsteuerung der vegetativen Gefäßnerven mit massiven Durchblutungs- und folgenden Stoffwechselstörungen. Die Ursache der Krankheit ist unbekannt.

Fallbericht:
Eine 35jährige Patientin hat sich einen Bruch eines Mittelfußknochens zugezogen, der gut verheilt. Sechs Wochen später hat sie einen zweiten Unfall, bei dem sie sich den gleichen Knochen bricht. Es bleiben leichte Schmerzen beim Gehen zurück, die sich allmählich verstärken. Die Patientin schenkt ihnen aber zunächst wenig Beachtung. Schließlich schwillt der ganze Fuß zunehmend an, erst nur abends, dann bringt selbst die Nachtruhe die Schwellungen nicht mehr zum Verschwinden. Es bestehen auch in Ruhe dumpfe, ziehende Schmerzen im Fuß. Als der Fuß nach einem halben Jahr geröntgt wird, zeigt sich das typische Bild einer fleckförmigen Entkalkung der Fußknochen. Durch Behandlung mit *Grenzstrangblockaden* über viele Wochen hinweg gelingt es allmählich, die Krankheit zur Ausheilung zu bringen.

II. Phantom- und Stumpfschmerzen

Nach einer Amputation von Gliedmaßen können im Bereich der Operationsnarbe chronische Schmerzen bestehen bleiben. Es handelt sich dabei um einen organischen Schmerz nach Durchtrennung von peripheren Nerven, der durch Bildung kleiner Knötchen (Neurome) in den durchschnittenen Nervenenden entsteht. Das Tragen einer Prothese wird dadurch oft unmöglich. Operationen am Stumpf zur Schmerzbeseitigung bringen gewöhnlich nur schlechte Resultate. Nach einigen beschwerdefreien Wochen kehren die Schmerzen verstärkt wieder. Manchmal wird hier der Stumpf des Amputierten immer mehr verkürzt, ohne daß die Schmerzen verschwinden.

Vom Stumpfschmerz muß der Phantomschmerz unterschieden werden. Letzterer wird in dem abgetrennten Glied empfunden, z. B. im nicht mehr vorhandenen Fuß bei einem Beinamputierten. Hier besteht eine komplexe Störung des schmerzleitenden Systems im Rückenmark und/oder im Gehirn, deren Einzelheiten weitgehend unbekannt sind. Möglicherweise kommt es durch den Wegfall der Impulse auf Berührung nach der Nervendurchtrennung zu einem Wegfall der Hemmung von Schmerzimpulsen im Rückenmark (s. S. 24). Aber auch psychische Einflüsse spielen wohl eine erhebliche Rolle. Etwa 10% der Amputierten bekommen Phantomschmerzen, die selten zu beseitigen sind.

Medikamentöse Methoden

Antidepressiva und *Neuroleptika* sollten immer unterstützend gegeben werden, weil die chronischen Schmerzen verständlicherweise zu Spannung und Depression führen. Starke *Schmerzmittel* sind manchmal nicht zu umgehen und führen dann leicht zu Abhängigkeit und Sucht.

Nicht-medikamentöse Methoden

Insgesamt sind sie nur in einem Teil der Fälle von Erfolg. Die Methode der Wahl ist zur Zeit die *elektrische Hinterstrangstimulation* des Rückenmarkes, mit der möglicherweise die Hemmung der Schmerzimpulse im Rückenmark wiederhergestellt wird.
Akupunktur kann gelegentlich und auch dauerhaft helfen.
Transkutane Nervenstimulation und *Grenzstrangblockaden* lindern die Schmerzen, jedoch oft nur vorübergehend.

Tumorschmerzen und ihre Behandlung

Schmerzen bei Krebserkrankungen gehören zu den schlimmsten Schmerzen, deren Ursache so gut wie niemals beseitigt werden kann. Hier vermag der Arzt nur zu lindern. Leider gehören Schmerzen nicht zu den Frühsymptomen des Krebses, sie treten erst in einem Stadium der Erkrankung auf, in dem der Krebs meist unheilbar ist. Im Endstadium leiden die meisten Kranken unter Schmerzen.

Schmerzen durch Krebs oder durch andere Tumore entstehen durch Druck auf Nerven, durch Verlegung von Blutgefäßen, Hohlorganen und Gangsystemen und durch krankhafte Stoffwechselprodukte infolge begleitender Entzündungen. Dazu kommen die Folgen von Behandlungsmaßnahmen mit krebshemmenden, hochgiftigen Stoffen und mit Strahlen. Diese können ebenso wie Operationen zu großflächigen Narben mit Dauerschmerzen, vor allem durch Verlegung des Lymphsystems führen.

Die Behandlung von Tumorschmerzen ist eines der größten Probleme in der Schmerztherapie. Neben der medikamentösen Behandlung kommen auch eine Reihe anderer Verfahren heute in Frage.

Medikamentöse Methoden

Sie werden andere Behandlungsverfahren immer begleiten und können je nach Krankheitsstadium abgestuft eingesetzt werden. Meist wird vom Patienten der Fehler gemacht, daß Medikamente erst eingenommen werden, wenn im Laufe des Tages oder der Nacht die Schmerzen unerträglich werden. Schmerzstillende Medikamente müssen rund um die Uhr gegeben werden, auch nachts. Außerdem werden *Opiate* oft zu früh verordnet, oder aber, und dies ist häufiger, sie werden ganz vermieden aus Angst vor einer Suchtbildung. So sind im Jahre 1983 bei 60000 Krebskranken nur

7000 Betäubungsmittelrezepte verschrieben worden. Es ist sicher falsch anzunehmen, daß nur bei so wenigen Kranken stärkste Schmerzen aufgetreten sind. Man kann aus diesen Zahlen vielmehr schließen, daß viele Ärzte Angst vor Opiaten haben. Bei der kurzen Lebenserwartung von Krebskranken im Endstadium des Leidens sollte man jedoch die Gefahr einer Suchtbildung gering veranschlagen im Vergleich zu der segensreichen Wirkung der stärksten Schmerzmittel, die wir kennen.

Der folgende Stufenplan wird zur Zeit empfohlen:

1. Bei noch leichteren Schmerzen genügen *Analgetika,* dabei soll man jedoch Mischpräparate meiden. Es können z. B. 1 – 2 Tabletten *Aspirin* oder *Benuron* alle 2 – 3 Stunden verordnet werden, auch *Novalgin* alle 4 Stunden in Tropfenform.
2. Reicht dies nicht aus, soll man zur Wirkungsverstärkung der Analgetika *antidepressiv wirkende Mittel* und/oder *Neuroleptika* hinzugeben.
3. In der nächsten Stufe geht man zu *opiatähnlichen Mitteln* über. Sie können als Kapseln oder Tabletten, als Zäpfchen, als Tropfen und auch als Injektion 4 – 6mal täglich eingenommen werden. Präparate sind z. B. *Develin retard, Tramal, Valoron N, Fortral* und *Ajan. Temgesic* kann nur injiziert werden.
4. Im Endstadium der Krebskrankheit müssen oft *Opiate* eingesetzt werden:
   L-Polamidon kann alle 6 – 8 Stunden als Tropfen gegeben werden, *Morphin, Dolantin* und *Dipidolor* werden alle 4 Stunden unter die Haut gespritzt.

Zur Verringerung der Nebenwirkungen aller dieser Medikamente kann man sie auch in geringerer Dosis mit Analgetika kombinieren. Wenn sorgfältige Pflege gewährleistet ist, können Tramal und Temgesic bei Hauspflege auch als Infusion zugeführt werden. Das schonendste Behandlungsverfahren ist derzeit zweifellos die Applikation von Opiaten über einen Rückenmarkskatheter. Dies setzt allerdings voraus, daß entsprechend geschulte Fachärzte zur Verfügung stehen.

Nicht-medikamentöse Methoden

Transkutane Nervenstimulation: Die Methode ist unaufwendig und kann vom Patienten im Haus angewendet werden.

Strahlentherapie: Sie wird bei Krebsabsiedlungen in den Knochen mit radioaktiven Substanzen zur Schmerzlinderung durchgeführt.

Neurolytische Blockaden: Man versucht, durch Injektion von *Phenol* oder *Alkohol* die Schmerzleitung in sensiblen oder vegetativen Nervenfasern zu unterbrechen. *Grenzstrang-* und *Plexusblockaden* wendet man bei Schmerzen im Hals-Schulter- und Bauch-Beckenbereich an.

Neurochirurgische Verfahren zur Schmerzhemmung bzw. zur Unterbrechung von Schmerzbahnen im Rückenmark sind:

1. die *elektrische Hinterstrangstimulation,*
2. die *elektrische Verkochung von Wurzeleintrittszonen* im Rükkenmark *(DREZ),*
3. die *Chordotomie,* diese jedoch als letzte Lösung und nur bei Patienten mit relativ kurzer Lebenserwartung.
4. die *peridurale Opiatanalgesie:* Dabei wird ein feiner, biegsamer Schlauch zwischen den Häuten des Rückenmarkes in die gewünschte Höhe vorgeschoben und am Brustkorb befestigt. Der Schlauch bleibt liegen, und der Patient lernt, sich selbst Opiate in diesen Schlauch zu spritzen. Die Verringerung der Nebenwirkungen der Opiate und die Unabhängigkeit von Pflegepersonen wirken sich dabei sehr günstig auf die psychische Situation aus.

Natürlich erschöpft sich die Behandlung von Krebskranken nicht mit der Schmerzstillung. Genauso wichtig sind alle Maßnahmen, welche die Angst, die Einsamkeit und die Hoffnungslosigkeit der Kranken günstig beeinflussen können. Hierzu können der Arzt, die Pflegepersonen und die Angehörigen nur gemeinsam beitragen.

Adressen von Schmerzzentren

Institut für Anaesthesiologie
Universitätsklinikum Charlottenburg
Spandauer Damm 130
1000 Berlin 19
Tel. 030/30 35 50 04

Schmerzambulanz
Marienkrankenhaus
Alfredstr. 9
2000 Hamburg 76
Tel. 040/25 79 81

Abteilung für Anaesthesiologie und
Schmerztherapie
Rotes Kreuz Krankenhaus
St. Pauli Deich 24
2800 Bremen 1
Tel. 04 21/5 59 92 77

Abteilung für Schmerztherapie
Zentrum für Anaesthesiologie
Krankenhaus Oststadt
Podbielskistr. 380
3000 Hannover 51
Tel. 05 11/6 46 16 51

Abteilung für Schmerztherapie
Institut für Anaesthesiologie
Klinikum Minden
Bismarckstr. 6
4950 Minden
Tel. 05 71/8 01 25 16

Zentrum der Neurologie und
Neurochirurgie
Universitätsklinik
Schleusenweg 2 – 16
6000 Frankfurt 71
Tel. 06 11/63 10 59 39

Schmerzzentrum
Alice Hospital
Auf der Steig 14 – 16
6500 Mainz
Tel. 0 61 31/83 81 01

Schmerzambulanz
Abteilung für Anaesthesiologie
Universitätskliniken
6900 Heidelberg
Tel. 0 62 21/56 22 74

Schmerzklinik
Kräherwaldklinik
Zeppelinstr. 105
7000 Stuttgart 1
Tel. 07 11/63 84 71

Schmerzambulanz
Institut für Klinische Anaesthesiologie
Klinik am Eichert
Postfach 660
7320 Göppingen
Tel. 0 71 61/6 43 10

Schmerztherapiezentrum
6990 Bad Mergentheim
Tel. 0 79 31/5 10 55

In der Bundesrepublik Deutschland gibt es außerdem in den meisten Großstädten niedergelassene Schmerzspezialisten, deren Adressen Sie über die zuständigen Ärztekammern erfragen können.
In Österreich und in der Schweiz können Sie die Adressen von Schmerzzentren bei der entsprechenden Ärztekammer Ihres Landes oder Kantons erfahren.

Stichwortverzeichnis

Baden Sie sich gesund...

Wasser ist das preiswerteste
Naturheilmittel, das es gibt!

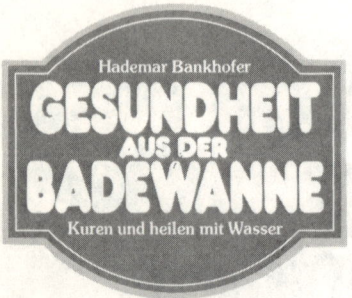

216 Seiten mit 8 Farbtafeln.

Die Naturheilkunde hat wieder
einen festen und anerkannten
Platz in der Volksgesundheit.
Das bestätigen auch namhafte
Schul-Mediziner. Nicht jeder von
uns hat das Geld für teure Natur-
heilkuren in einem Sanatorium
oder in einem Heilbad. Wenden
wir uns doch einem Naturheilmittel zu, das wir uns alle leisten
können und das uns jederzeit zur
Verfügung steht. Es ist das
Wasser.
Der Autor führt leicht verständ-
lich in die Geheimnisse der
gesunden Wassertherapie ein und
präsentiert das erste Lexikon
der Krankheiten, die durch das
heilende Wasser erfolgreich
bekämpft werden können. Ein
naturheilkundlicher Ratgeber,
der in keinem Haushalt fehlen
darf, weil er den Patienten zur
Aktivität anregt und weil er die
Arbeit des Arztes in sinnvoller
Weise unterstützt...

Gesunde Ernährung

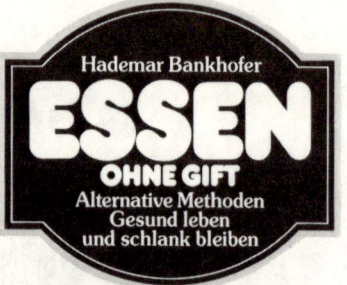

224 Seiten mit 16 Farbtafeln.

Gesunde Ernährung bedeutet
in erster Linie:
– Vollkornkost,
– viel rohes Obst und Gemüse,
– kein Industriemehl,
– kein weißer Industriezucker.

Dieses Buch zeigt Ihnen, wie man
langsam Schritt für Schritt von
bisherigen, meist ungesunden
Eßgewohnheiten wegkommt und
sich in die natürliche, gesunde
Ernährung einlebt. Wer die
Grundlagen der gesunden Ernährung erkannt hat, wer sie aus-
probiert, dem macht es bald
riesigen Spaß, damit zu leben.
Schlacken und Fettablagerungen
bauen sich auch ab. Das ist das
besonders reizvolle Geheimnis
des Essens ohne Gift.
Dies kann durchaus auch zum
Vorteil des Gaumens sein.

Delphin Verlag · München